Mariane Kohler

Glücksyoga

Bewegungsspaß mit Kindern

Aus dem Französischen von Anja Schmidtke

SILBERSCHNUR

Titel der Originalausgabe: Enseignez-lui les Yogas du Bonheur

ISBN 978-3-89845-202-1

1. Auflage 2007

Übersetzung: Anja Schmidtke
Gestaltung & Satz: XPresentation, Boppard
Druck: Finidr, s.r.o. Cesky Tesin

Verlag "Die Silberschnur" · Steinstraße 1 · D-56593 Güllesheim
www.silberschnur.de · Email: info@silberschnur.de

Lang ist die Suche nach Weisheit.

Je früher sie beginnt, desto besser.

Für Pauline, Raphaël
und ihre Mama.

Inhalt

Einleitung

Vielleicht geht es Ihnen als Eltern ähnlich wie jenem Vater zweier fünf- und siebenjähriger Jungs, der mich mit besorgtem Blick fragte:

“Ich hatte mir überlegt, mit ihnen in den Zirkus zu gehen... ***würde ihnen das überhaupt Spaß machen*** (in ihrem Alter fand ich das toll) ...? Die Kinder sind heute so ***anders*** mit ihren Videospielen, Computern und dem Internet; irgendwie leben sie immer schneller... diese ganzen Skating-Sportarten... und im Alltag düsen sie mit Rollerblades durch die Gegend...”

“Würde ihnen das Spaß machen?”, fragte dieser gewissenhafte Vater, der ein wenig überfordert war von der Lebhaftigkeit seines Nachwuchses und von einer Gesellschaft, in der Wettbewerb, ***Haben*** und Gewalt großgeschrieben und dabei die Auswirkungen auf das noch formbare Gehirn der Kinder außer Acht gelassen werden.

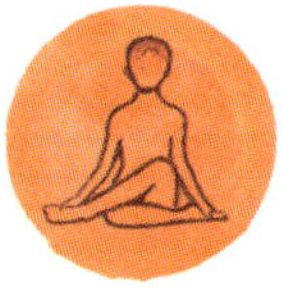

Beim Gedanken an diesen Vater nahm ich mir vor, dieses Buch zu schreiben. Was fehlt einem Kind, das mit technischen Spielereien überhäuft und mitten in eine scheinbar verlockende Welt gesetzt wird? Oft ist es Aufmerksamkeit, Konzentration und Geistesgegenwart. Auch fällt es ihm schwer, ganz im Augenblick zentriert zu sein – bei gewöhnlichen Aufgaben aufmerksam und ganz da zu sein, ohne sich in Träumereien, in die Zukunft oder in die Vergangenheit zu flüchten.

Hinter solchen Problemen können schlecht beherrschte Gefühle stecken: Furcht, Ängste, die Tendenz zu Hyperaktivität oder auch körperliche Beschwerden, etwa die klassischen "Bauchschmerzen".

Überzeugungsversuche mit Worten werden bei solchen Kindern kaum Wirkung zeigen. Die beste Abhilfe gelingt hier über den Körper. Denn der Körper besitzt Intelligenz. Er verfügt über eigenes Wissen (daher die der Entspannung und dem Yoga gewidmeten Kapitel dieses Buches). Üben... aber das Buch gibt auch bestimmte Handlungsanreize, wenn diese zum Ziel haben, das Kind anzuregen, andere glücklicher zu machen (Kapitel 3: Zen leben und Kapitel 4: Das Yoga des Herzens).

Dies geschieht dann in Form von Spielen, die nicht weniger wirkungsvoll und lohnenswert sind.

Woran werden Sie sehen, dass Sie Erfolg haben? - Es wird nichts Spektakuläres sein. Lediglich eine empfindsamere und respektvollere Herangehensweise an die Dinge, die sich in den einfachsten, banalsten Handlungen äußert, etwa beim Tischdecken, beim Zubinden der Sportschuhe oder beim Packen des Schulranzens.

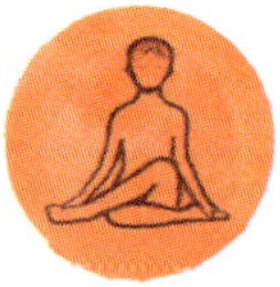

Dieses Buch ist für Ihre Kinder geschrieben, es richtet sich jedoch zunächst an Sie. Es nützt nichts, wenn Sie Ihrem Kind etwas beibringen möchten und ihm dabei nicht selbst ein Beispiel geben.

Vieles in diesem Buch ist dem Fernen Osten entlehnt: das Hatha-Yoga (Yoga des Körpers) und auch das Yoga der Seele. Auch aus dem Zen und dem Buddhismus (aus deren ethischem Blickwinkel) sind Dinge entlehnt.

Der Ferne Osten ist Meister in der Beherrschung des Selbst, in den Techniken des Gleichmutes und im Erlangen von Weisheit. Und genau dies sollten Sie Ihrem Kind anbieten. Weisheit ist das natürliche Schicksal des Menschen; umso besser ist es, wenn man schon in der Kindheit danach strebt...

Alles, was Ihrem Kind hier angeboten wird, ist einfach und für jedes Kind erreichbar. Auch Einfachheit, Askese und Genügsamkeit sind Schätze, die aus dem Fernen Osten zu uns gelangt sind.

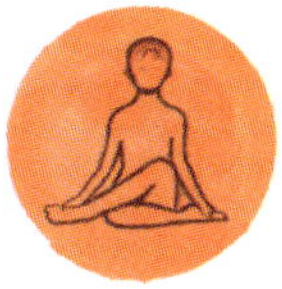

Dieses Buch richtet sich an Kinder im Alter von vier bis 12 Jahren. Vier Jahre? 12 Jahre? Natürlich wird der Wortlaut nicht immer der gleiche sein. Die Übungen werden ebenfalls oftmals unterschiedlich sein. Sie erhalten dann jeweils Hinweise darauf.

Kapitel 1

Die Katze als Vorbild

Entspannung? Kennen Sie das? Es ist Ruhe. Auf dem Bett ausgestreckt und warm in Decken gehüllt "lassen Sie sich gehen". Nach wenigen Minuten fühlen Sie das Gewicht Ihrer Müdigkeit und spüren ein seltsames Wohlsein: Sie haben zig Kilo Fleisch, Träume und Illusionen abgelegt, die wir sonst so mit uns herumtragen.

Vergessen Sie aber nicht, dass Entspannung auch eine Technik ist.

Wenn Sie auf Ihrem Bett liegen, decken Sie sich warm zu (bei der geringsten Kälteempfindung kann die Erfahrung scheitern). Schließen Sie die Augen. Bemühen Sie sich, alle Gedanken zu vertreiben. Richten Sie Ihre Aufmerksamkeit auf Ihren rechten Arm. Nach ein paar Minuten werden Sie spüren, wie Ihr Arm schwer wird... immer schwerer.

Sie sind so daran gewöhnt, dieses Gewicht (ein Arm wiegt 4 Kilo) zu tragen, dass sie gar nicht mehr darauf achten. Lassen Sie nun alle Last los. Sie trennen sich von diesem Gewicht.

Schon bald werden Sie spüren, wie Ihr Arm anschwillt, außergewöhnlich massig wird und an seinen Bändern und Sehnen zerrt, wie Ihr ganzer Körper von einer Art Benommenheit erfasst wird.

Nun machen Sie zwei neue Erfahrungen: Sie werden es schwierig – fast unmöglich – finden, sich zu bewegen. Allein schon die Hand zu heben ist eine Anstrengung.

Dann fühlen Sie eine sanfte, strahlende Wärme.

Die in Gang gesetzte Entspannung beginnt zu wirken... Wiederholen Sie diese Erfahrung mit Ihrem linken Arm, dann mit beiden Beinen. Denken Sie daran, Ihr Gesicht zu entspannen (Falten auszubügeln!) und Ihren Kiefer zu lockern...

Während Sie sich in der Entspannung üben, lenken Sie Ihre Aufmerksamkeit von den gewohnten Bahnen weg ins Körperinnere. Sie werden das Vergnügen entdecken, "sich zurückzuziehen", zu Ihrer Quelle zurückzukehren, in Ihrer Mitte zu ruhen. Dies ist der Schlüssel, mit dem Sie in die Tiefen Ihres Wesens vordringen und mit Ihrer inneren Welt in Kontakt treten können.

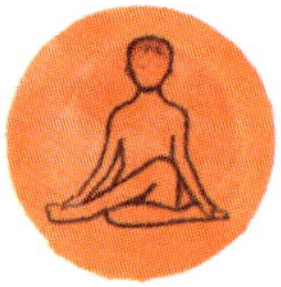

Wenn Sie entspannt und locker sind, entdecken Sie... das Glück zu atmen! Und zwar nicht, indem Sie den Brustkorb mit Luft füllen oder die Schultern anheben, wie Sie es vielleicht gewohnheitsmäßig tun, sondern indem Sie den Bauch anschwellen lassen, ganz so wie Hunde und Katzen.

Wenn diese Bauchatmung für Sie ungewohnt ist, versuchen Sie folgende Übung:

Legen Sie sich entspannt hin, und legen Sie die Hand flach auf den Bauch, direkt über den Bauchnabel. Spüren Sie, wie Ihr Bauch beim Einatmen anschwillt und bei Ausatmen langsam zurücksinkt.

Erzwingen Sie diese Bewegung nicht. Halten Sie nicht den Atem an. Begnügen Sie sich damit, Ihre Atmung zu beobachten - oder genauer gesagt, sie zu spüren. Lassen Sie sich von ihr tragen, bis Sie sich mit ihr identifizieren. Je besser man diese natürliche Atmung praktiziert, desto mehr konzentriert man sich auf sie und ist vor störenden äußeren Einflüssen geschützt. Atmung und Geist sind eng miteinander verbunden und beeinflussen sich gegenseitig. Der Geist ist von Natur aus beweglich. Die Tibetaner vergleichen ihn mit dem Affen. Wie ein Affe ist er ständig in Bewegung und springt unermüdlich von einem Ast zum nächsten. Die unbeherrschte, "wilde" Atmung gehorcht den Bewegungen des Affen: Bald beschleunigt sie sich, bald stockt sie. Aufmerksam für die eigene Atmung zu werden, sie harmonisch im eigenen Rhythmus fließen zu lassen, heißt zu lernen, "den Affen zu beherrschen", dem Geist Schweigen zu gebieten.

Der Theologe Bernard Ugeux spricht davon, "die primordiale Atmung wieder zu finden": "Lasst uns lernen, auf der Höhe des Zwerchfells einige Zentimeter über dem Bauchnabel zu atmen. Das aus dem Griechischen stammende lateinische Wort für Zwerchfell (Phrenikus) bezeichnete ursprünglich den Ort der Gefühle und Emotionen (im Japanischen Hara genannt). Wenn es uns gelingt, uns dieses Ortes bewusst zu werden, und darüber, dass er sich bei tiefer Atmung entspannt, können wir eine Freude, eine Entspannung, eine allmähliche Befreiung in dem Maße erleben, wie es uns gelingt, mit neuer Schwingungsweite zu atmen."[1]

Letztendlich atmen Sie nicht mehr. ***Sie werden geatmet.***

1- Bernard Ugeux, Retrouver la source intérieure, Éd. de l'atelier

Die Katze, eine Meisterin der Entspannung

Wenn Sie die Entspannung mehr oder weniger gut beherrschen, fordern Sie Ihr Kind auf, mit Ihnen zusammen zu üben. Sprechen Sie dabei nicht von "Entspannung". Das Wort würde Ihrem Kind nur kompliziert vorkommen. Schlagen Sie ihm lieber vor, "Schlafen zu spielen" - oder besser, Katzen nachzumachen.

Wenn möglich, lassen Sie es eine Katze beobachten.

Wenn die Katze mit geschlossenen Augen daliegt, scheint sie zu schlummern, dabei ist sie aber äußerst wachsam. Weisen Sie Ihr Kind auf die Geschmeidigkeit der Katze hin, auf die Genauigkeit ihrer Bewegungen, die Kraft ihrer Dehnung, wenn sie... eine Maus entdeckt hat.
So lehrt die Katze Ihr Kind Schlichtheit. ("Die Ruhe", sagte Laotse, "ist die Mutter der Bewegung.")

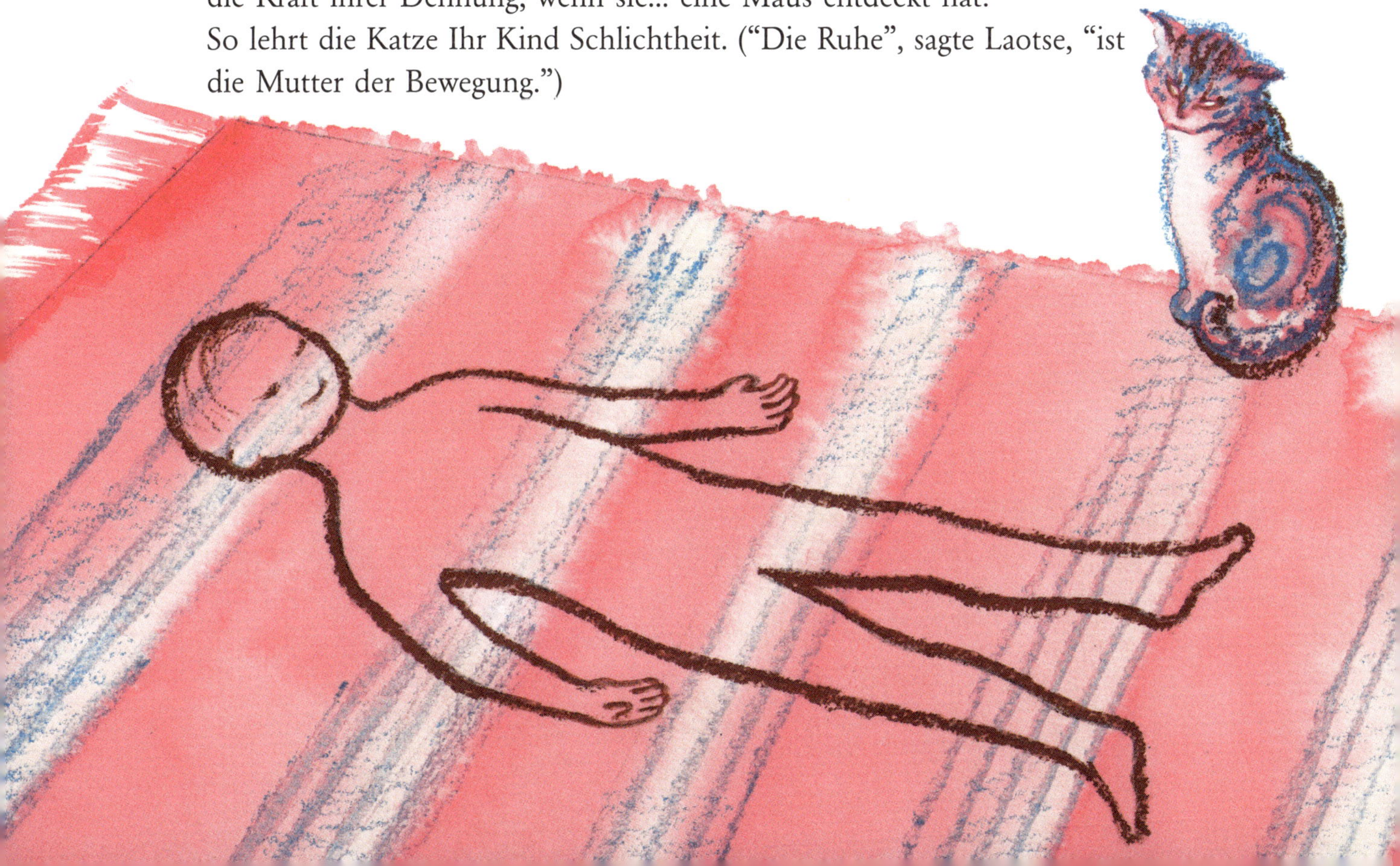

Machen Sie Ihr Kind darauf aufmerksam, dass die Katze "mit dem Bauch atmet". Dann schlagen Sie ihm vor, "Katze zu spielen".

Worum Sie Ihr Kind bitten, scheint einfach zu sein: sich auf eine Matte zu legen, die Augen zu schließen und "Schlafen zu spielen".

Tatsächlich ist dies für das Kind aber eine andere Erfahrung als gewöhnlich. Denn zum ersten Mal wird von ihm nicht verlangt, etwas zu "machen" - sondern "nichts zu machen". Entspannung ist das Gegenteil von Anstrengung. Sie ist auch das Gegenteil von Handlung. Sie ist ein Mittel, um mit dem geringsten Aufwand vollkommenste Ruhe zu erreichen.

Dabei können Sie Ihr Kind unterstützen. Zunächst, indem Sie eine sanfte, ruhige Umgebung schaffen. Ihr Kind muss allein sein und auf einem Bett, einer Matte oder auf einer gefalteten Decke liegen. Allein mit Ihnen - aber nicht zusammen mit Kameraden, Geschwistern oder Zuschauern. Ihr Kind darf von nichts abgelenkt werden. Entspannung (genau wie Yoga) ist kein Spektakel.

Sie können Ihr Kind unterstützen, indem Sie ihm erklären, dass sein Körper schwer werden muss, so unbeweglich wie ein Fallschirm, der zu Boden gesunken ist.

Wenn Ihr Kind mit geschlossenen Augen entspannt daliegt, bitten Sie es - aber erst nach ein paar Minuten -, seinen rechten Arm ***loszulassen.*** Nehmen Sie dann seine rechte Hand, und heben Sie seinen Arm ein paar Zentimeter an, dann lassen Sie ihn fallen. Das Kind darf dabei nicht "mitmachen", es darf sich weder an der Bewegung beteiligen noch seinen Arm verschieben, wenn er wieder heruntergefallen ist. Es muss passiv bleiben und es geschehen lassen.

Wiederholen Sie die Übung mehrmals, bis Sie eine zufrieden stellende Entspannung des Kindes erreicht haben.

Dann wiederholen Sie das Gleiche mit dem linken Arm, danach mit den Beinen. Heben Sie den rechten Fuß etwa 15 Zentimeter vom Boden an. Das Bein folgt nach. Lassen Sie los. Das Bein fällt auf die Matte zurück. Genauso verfahren Sie mit dem linken Fuß.

Nach ein paar Minuten Entspannung bitten Sie Ihr Kind, seine Atmung zu beobachten. Es darf niemals seine Atmung erzwingen oder künstlich die Brust heben. Es wird ja genau um das Gegenteil von Anstrengung gebeten: sich so natürlich wie möglich "atmen zu lassen."

Sie können Ihr Kind unterstützen, indem Sie es auffordern, tief auszuatmen, indem es den Bauch einzieht. Wenn scine Lungen leer sind, entsteht ganz natürlich die Forderung nach Luft. Der Bauch schwillt wieder an.

Das Kind muss mit geschlossenem Mund durch die Nase ein- und ausatmen.

Diese Bauchatmung ist auf natürliche Weise weit und tief. Sie ist nicht ruckartig. Sie ist rhythmisch. Sie ist langsam. Lassen Sie das Kind seinen eigenen Rhythmus finden. Zwingen Sie ihm nicht Ihren Rhythmus auf.

Das Kind kann so lange es möchte entspannt liegen bleiben.
Wenn es vollkommen entspannt ist, befindet es sich in einem Zustand zwischen Wachen und Schlafen. Sie können an zwei Zeichen erkennen, ob es entspannt ist:

- Es gähnt. ***Ermutigen Sie es, so viel zu gähnen, wie es möchte.***

– Sein Körper kommt ihm schwer vor. Seine Gliedmaßen sind erstarrt, und es muss sich anstrengen, um sie zu bewegen.

Um Ihr Kind bei dieser Erfahrung zu ermutigen und ihm zu erklären, was von ihm erwartet wird, können Sie ihm Folgendes sagen:

“Du legst dich auf den Rücken. Du schließt die Augen, als würdest du gleich schlafen wollen. Versteife dich nicht. Stell dir vor, du bist ein Fallschirm, der langsam vom Himmel herabschwebt. Er erreicht den Boden. Er sinkt in sich zusammen. Er ist nur noch ein kleiner Fleck, der eins mit der Matte wird. ***Das bist du.***

Du liegst also auf dem Rücken. Deine Arme liegen ein bisschen vom Körper weg ruhig da. Auch deine Beine zeigen leicht vom Körper weg. Du schließt leicht die Augen, ohne sie zusammenzudrücken. Und du versuchst zu hören... die Stille zu hören.

In der Stille hörst du ein ganz leises Geräusch: Das ist deine Atmung. Beobachte sie. Du schließt den Mund und lässt die Luft sanft durch deine Nase hereinkommen. Achte gut auf das kleine Luftgeräusch, wenn die Luft in deine Nasenflügel strömt.

Wenn du die Luft einatmest, wird dein Bauch größer. Wenn du ausatmest (der Mund ist dabei zu), dann lass die Luft durch die Nase nach draußen gleiten. Dein Bauch sinkt langsam wieder zurück.

Du musst sanft atmen, ohne Druck.

Es ist wie eine Welle, die in dir steigt und fällt.

Du denkst an die Bewegung der Welle und hörst das kleine, beruhigende Geräusch, das die Luft macht, wenn sie in deine Nasenflügel strömt... so lange, wie es dir gefällt.

Fällt dir das leicht? ... Dabei ist es das Gegenteil davon, was du sonst machst. Bis jetzt hast du darauf geachtet, was um dich herum passiert. Jetzt ist deine Aufmerksamkeit auf etwas gerichtet, das sich in deinem Körper befindet.

Dann machst du es genau wie eine Katze: Du streckst dich, du gähnst, du öffnest die Augen, und dann stehst du langsam, ganz langsam wieder auf, um die Ruhe nicht zu zerstören, die jetzt in dir ist."

Das Kind darf niemals jäh aus diesem Entspannungszustand gerissen werden (genauso wie man niemals jäh aus dem Schlaf gerissen werden darf). Lassen Sie es langsam zurück an die Oberfläche kommen, sich strecken und gähnen. Erst dann kann es aufstehen.

Kapitel 2

Das Yoga des Körpers

Kennen Sie Yoga? Mit diesem Begriff meint man gewöhnlich das ***Hatha-Yoga*** (oder Yoga des Körpers), dem dieses Kapitel gewidmet ist. Es gibt jedoch noch weitere Yoga-Arten (darunter das ***Bakti-*** und ***Karma-Yoga***), die als Yoga des Herzens bezeichnet werden (mehr darüber in Kapitel 4).

Das Hatha-Yoga kann, simpel ausgedrückt, mit Gymnastik auf der Stelle verglichen werden. Dabei liegen Sie in einer Entspannungshaltung auf dem Boden. Ganz vorsichtig heben Sie langsam Ihren Körper an (oder falten ihn zusammen oder rollen ihn ein), bis er die geforderte "Stellung" eingenommen hat (diese Haltung wird im Sanskrit als ***asana*** bezeichnet). Die Bewegung ist langsam - so langsam, dass sie im Idealfall kaum wahrnehmbar ist.

Jede Asana besteht aus vier Phasen:

Sie nehmen die geforderte Stellung ein, indem Sie sanft, schrittweise und kontinuierlich Ihre Muskeln anspannen. Dies ist die "dynamische Phase".

Sie verharren in dieser Stellung. Denken Sie daran, die Muskeln zu lockern, die nicht an der Bewegung beteiligt sind. Dies ist die "statische" Phase - das Gleichgewicht zwischen Spannung und Entspannung.

Behalten Sie die Stellung eine Zeit lang bei, und kehren Sie langsam zu Ihrem Ausgangspunkt zurück. Dies ist die Phase der Rückkehr.

Ruhen Sie sich in der Entspannungshaltung auf dem Boden aus. In dieser Erholungsphase, ***in der sich anscheinend nichts ereignet,*** ernten Sie die Früchte der Asana, die Sie gerade durchgeführt haben.

Wiederholen Sie die Übung nicht. Wiederholung dämpft die Empfindsamkeit. Reihen Sie nicht übergangslos eine Asana an die nächste. Bemühen Sie sich, Ihre Bewegungen so schön und harmonisch wie möglich auszuführen. Die Übung erfordert Stille und Aufmerksamkeit.

Yoga ist eine Kunst, aber auch eine Naturheilkunde, die seit Jahrhunderten in Indien gelehrt wird. Es zielt darauf ab, den Körper durch Konzentration zu beherrschen.

"Der Körper ertüchtigt sich selbst. Die Entspannungs- und Atmungsübungen, die aufmerksame Konzentration auf die Organe zur Unterstützung ihrer Arbeit, sorgen dafür, dass der Körper vital bleibt. Dem Körper zu vertrauen ist eine gute Einstellung - ohne sich übermäßig an ihn zu hängen. Man muss ihn gut behandeln, aber ohne sich dabei zu seinem Sklaven zu machen."[2]

Yoga ist eine Medizin - aber auch ein Vergnügen! Sie werden die Flüssigkeit der Bewegungen entdecken, die Frische der Empfindung, ein heimliches Einverständnis zwischen Ihnen und den Dingen, eine Art und Weise, den Raum zu bewohnen...

2- Diese Worte stammen von Marie-Madeleine Davy, Autorin von La Vie interieure.

Yoga trägt auch dazu bei, dass Sie sich in sich selbst, in der "Selbstbewusstheit", verankern, und dass Sie jene "Leichtigkeit des Seins" entdecken, ohne die es kein Glück gibt.

"Das menschliche Wesen erkennen", sagte Montaigne, "und aus seiner ihm gegebenen ursprünglichen Natur leben, das ist die absolute Vollendung, sie ist geradezu göttlich."

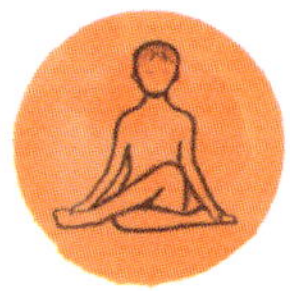

Die Übungen, die wir für Ihr Kind vorschlagen, sind ganz einfach. Es wird in Ihrem Interesse liegen, mit gutem Beispiel voranzugehen - und die Übungen daher mit ihm zusammen zu machen.

Yoga ist für alle Kinder ab vier bis fünf Jahren geeignet.
Insbesondere für:

die ***Wildfänge***: Sie werden lernen, ihre Bewegungen zu beherrschen, sich nicht unnötig zu bewegen, nur eines nach dem anderen zu tun.

die ***Träumer*** und die ***Zerstreuten***: Jede Übung ist neu. Das Kind wird schnell verstehen, dass es sich, um eine Asana richtig durchzuführen, selbst Disziplin angewöhnen muss und in seiner Aufmerksamkeit nicht nachlassen darf.

die ***Schüchternen*** und ***Ungeschickten***: Ungeschicktlichkeit ist mit Hemmungen und einer schlechten Koordination der Gestik verbunden,

Schüchternheit mit mangelndem Selbstvertrauen. Das Kind wird zunächst lernen, sich zu entspannen, um dann seine Bewegungen zu beherrschen. In dem Maße, wie es mit seinen Übungen vorankommt, wird es an Selbstsicherheit gewinnen.

Yoga ist nicht nur eine Schule der Selbstbeherrschung. Es ist auch eine körperliche Übung, bei der alle Muskeln arbeiten - auch die, die wir gewöhnlich vernachlässigen. Es hält die Gelenke beweglich, ohne sie jemals zu überlasten. Es kann einige Sportarten ergänzen, die - wie etwa Reiten oder Tennis - eine Muskelgruppe stärker fordern als andere.

Die meisten Asanas beinhalten Dehnungen. Diese Dehnungen sind immer langsam und kontrolliert und erfolgen schrittweise. Ein Muskel, der gedehnt arbeitet, wird schlank. Er entwickelt eine große Reaktions- und Anpassungsfähigkeit. Er erlangt Kraft, Anmut und Schönheit.

Lassen Sie Ihr Kind in kurzen Sitzungen arbeiten, mit leichter Kleidung (keine Gürtel oder einengende Sachen), nackten oder mit Socken bekleideten Füßen, vor einem offenen Fenster oder in einem vorher gelüfteten Raum. Lassen Sie es vor den Mahlzeiten arbeiten - oder zwei Stunden danach. Morgens, wenn es in Form kommen muss; abends, wenn es sich entspannen muss. Oder zwischen zwei Hausaufgaben als "gelenkte Pause"!

Sie können Ihr Kind darauf hinweisen, dass die meisten Asanas die Bewegungen von Tieren nachahmen. Erklären Sie ihm, dass beim Yoga niemals körperliche Überanstrengung das Ziel ist, sondern Aufmerksamkeit und Konzentration. Es geht niemals um Wettbewerb. Man arbeitet für das Vergnügen, den eigenen Körper zu entdecken und zu trainieren.

Nach jeder Asana ruht das Kind sich aus. Es lockert die Muskeln und lässt den Atem wieder ruhig werden, der bei der Anstrengung unregelmäßig geworden ist. Lassen Sie das Kind sich auf dem Rücken liegend erholen, bis seine Atmung wieder ihren normalen Rhythmus erreicht hat.

Diese Wiederherstellungsphase ist genauso wichtig wie die Übung davor. Hierdurch wird den Muskeln wieder Sauerstoff zugeführt. Während dieser Pause (das wissen Sie bereits) verinnerlicht der Körper die Früchte seiner Arbeit.

Jede Asana wird nur einmal ausgeführt, allenfalls zweimal. Niemals dreimal. Warum? Weil Wiederholung zu Gewohnheit führt. Und wenn Gewohnheit sich einstellt, lässt die Aufmerksamkeit nach.

Wenn das Kind mechanisch arbeitet, schweift sein Geist ab. Dann verliert Yoga seine grundlegende Bedeutung: Es wird zu einem Zeitvertreib, und wird dadurch weniger interessant.

Alle Übungen müssen so sparsam wie möglich ausgeführt werden. Vermeiden Sie jede unnötige Bewegung. Die Übungen werden zudem schweigend durchgeführt. Das Kind muss also still sein oder darf nur so wenig wie möglich sprechen.

Yoga ist für alle Kinder jeden Alters geeignet. Den Älteren erklären Sie die Vorteile und Besonderheiten des Yoga. Die Jüngeren ermuntern Sie zum Yoga, indem Sie ihnen die Geschichte über das kleine weiße Pferd erzählen. Hier ist sie:

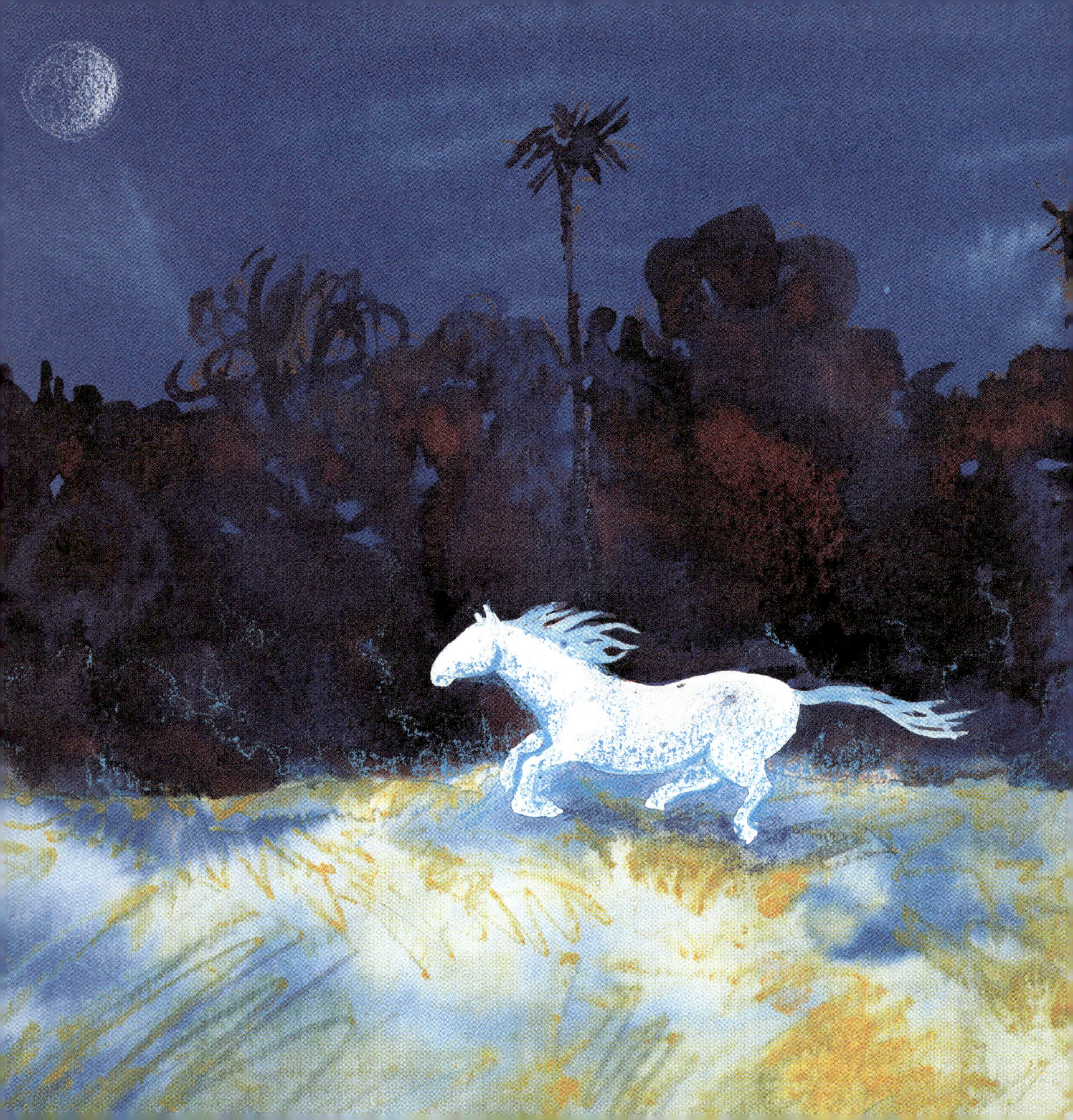

In Indien - einem weit entfernten, riesengroßen und wunderschönen Land - lebte ein kleiner Junge. Sein Name war Rama. Aber seine Eltern nannten ihn Ram. Mitten im Wald wohnte Ram in einer Hütte, an einem Fluss.

Eines Nachts wachte Ram auf. Er ging zum Fenster und erblickte ein Wildpferd, das geräuschlos am Waldrand entlang galoppierte. Sein weißes Fell schimmerte im Mondlicht. Es hatte eine lange blaue Mähne. "Wie glücklich wäre ich", dachte Ram, "wenn ich dieses Pferd besitzen könnte!"

Und so trat Ram leise aus der Hütte und machte sich auf die Suche nach dem Pferd.

Er durchquerte den Wald, eine Wiese, ein Reisfeld, kletterte über ein paar Felsen und entdeckte das weiße Pferd, wie es am Flussufer stand. Ram schnitzte sich aus dem Ast eines Weidenbaums eine Peitsche und schlich näher... dabei machte er so wenig Geräusche wie möglich. Aber das Pferd bemerkte die Peitsche und galoppierte davon.

Der Tag brach an. Das Pferd floh in den Wald, und Ram verfolgte es. Aber seine Peitsche hatte er jetzt weggeworfen. Dann sah das Kind das Pferd wieder, diesmal stand es mitten auf einer Wiese.

Jetzt ließ das Pferd ihn näher kommen. Ram sprach zu dem Pferd und sagte ihm:

"Du musst müde vom Laufen sein. Dein Fell ist voller Schaum. Bleib hier. Ich werde für dich sorgen..."

Und während er diese heuchlerischen Worte aussprach (denn Ram wünschte sich nichts Sehnlicheres, als das Pferd zu fangen), packte er mit beiden Händen seine Mähne. Doch das Pferd bäumte sich auf – und schon lag Ram auf der Erde. Beim Hinfallen hatte er sich ein bisschen am Knie gestoßen. Das Pferd war auf einer Lichtung stehen geblieben und graste. Ram wagte nicht mehr, sich ihm zu nähern. Sanft sprach er zu ihm:

"Ich habe versucht, dich mit Gewalt zu fangen. Das habe ich nicht geschafft. Ich habe probiert, dich mit einer List zu erobern. Aber ich habe mich getäuscht... und ich bitte dich um Entschuldigung. Ich biete dir einen gerechten Vertrag an: Wenn du darin einwilligst, mir zu folgen, werde ich dir die Mähne schön frisieren und dir jeden Tag frisches Wasser und ganz viel Hafer bringen."

Das Pferd sagte: "Ja", und beide gingen sie Seite an Seite nach Hause zurück.

Ram war hundemüde. Er führte das Pferd in den Stall und brachte ihm Wasser und Hafer, dann ging er wieder zu Bett und schlief schon bald tief und fest. Als er erwachte, war es schon Tag... und das Pferd war verschwunden!

Das Kind lief zu seiner Mutter und erzählte ihr sein Abenteuer.

"Das hast du nur geträumt", sagte seine Mutter zu ihm. "Aber jeder Traum enthält ein bisschen Wahrheit. Was du für ein Wildpferd gehalten hast, war dein eigener Körper. Genau wie ein junges Tier liebt dein Körper

es, sich in Freiheit auszutoben. Aber du kannst ihn zähmen. Wenn du ihn sanft und geduldig behandelst, wirst du keinen treueren Freund haben als ihn."

"Meinen Körper zähmen? Das will ich gerne tun. Aber wie?"

"Ich werde dich im Yoga unterrichten", antwortete ihm seine Mutter. "Aber vergiss niemals deinen Traum! Du musst deinen Körper mit Respekt behandeln... Du kannst ihn lieben und mit ihm reden. Wende aber niemals Gewalt an. Misshandele ihn niemals..."

Yoga für Kinder

1. Der Held

a) Das Kind sitzt mit ausgestreckten Beinen auf dem Boden. Mit der linken Hand nimmt es seinen rechten Fuß, beugt das Knie und führt den Fuß an seine rechte Seite. Das Gleiche macht es mit dem anderen Fuß (linker Fuß, rechte Hand, rechte Seite).

b) Die Beine sind nun übereinander gekreuzt. Die Hände liegen auf den Füßen.

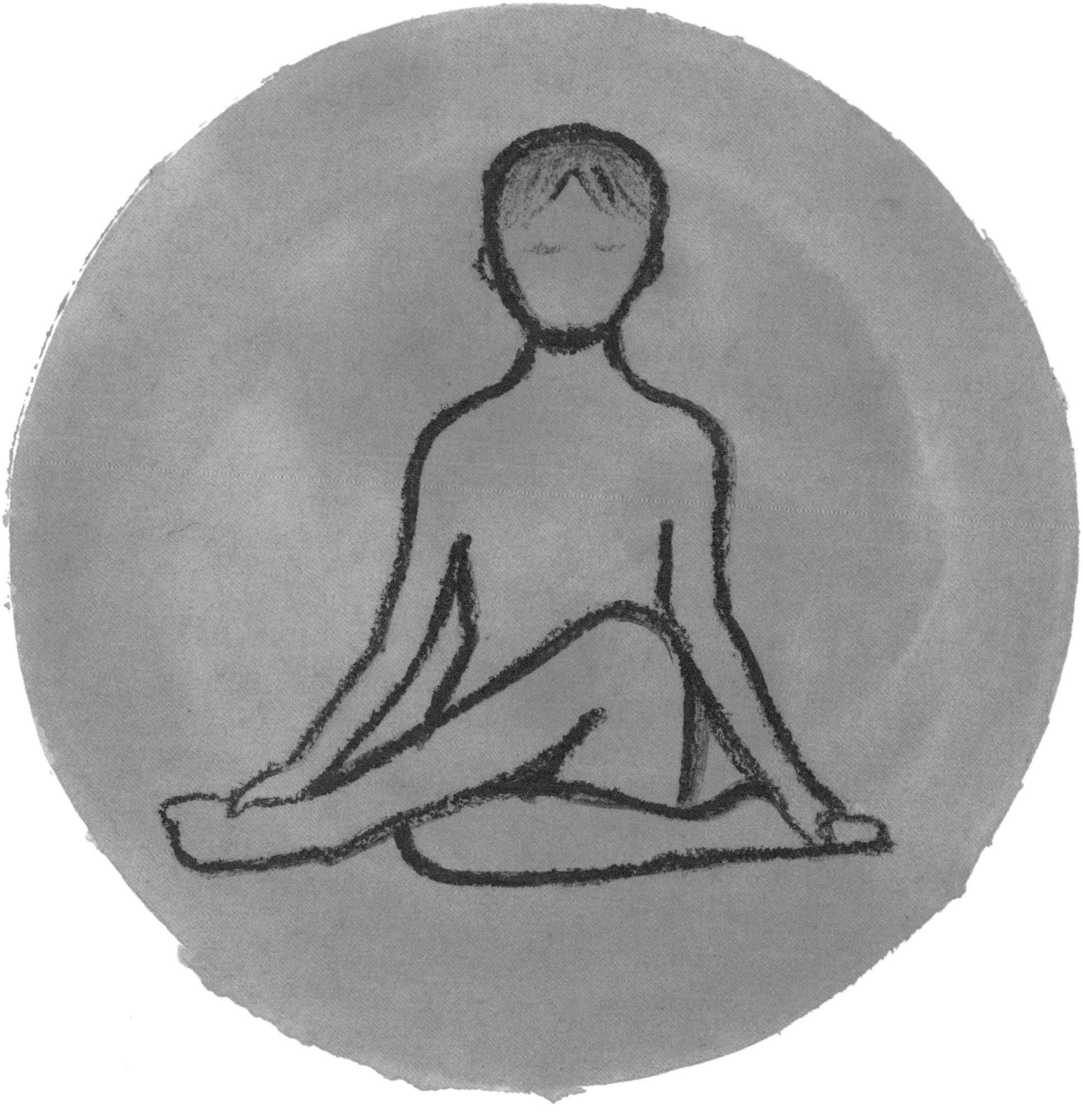

2. Der Reiher

a) Im Stehen beugt das Kind das rechte Knie, nimmt mit der rechten Hand den rechten Fuß und setzt ihn auf den linken Oberschenkel etwas über dem Knie. Es legt die Handflächen aneinander und stützt die Hände so an die Brust. Es versucht, auf einem Bein das Gleichgewicht zu halten (danach macht es die gleiche Übung mit dem anderen Bein).

b) Noch immer im Gleichgewicht auf einem Fuß stehend hebt das Kind beide Arme senkrecht nach oben und streckt sie so weit wie möglich in die Höhe. Seine beiden Arme sind die Flügel des Reihers. Zuerst (a) sind sie an der Brust zusammengefaltet, dann (b) strecken sie sich zum Himmel.

Diese Asana verlangt (mehr als jede andere) eine feine Abstimmung zwischen Spannung und Entspannung. Wenn das Kind angespannt oder versteift ist, wird es stolpern. Es wird auch stolpern, wenn es unaufmerksam oder übertrieben "locker" ist.

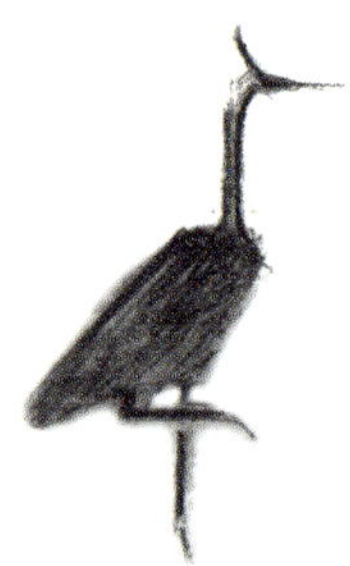

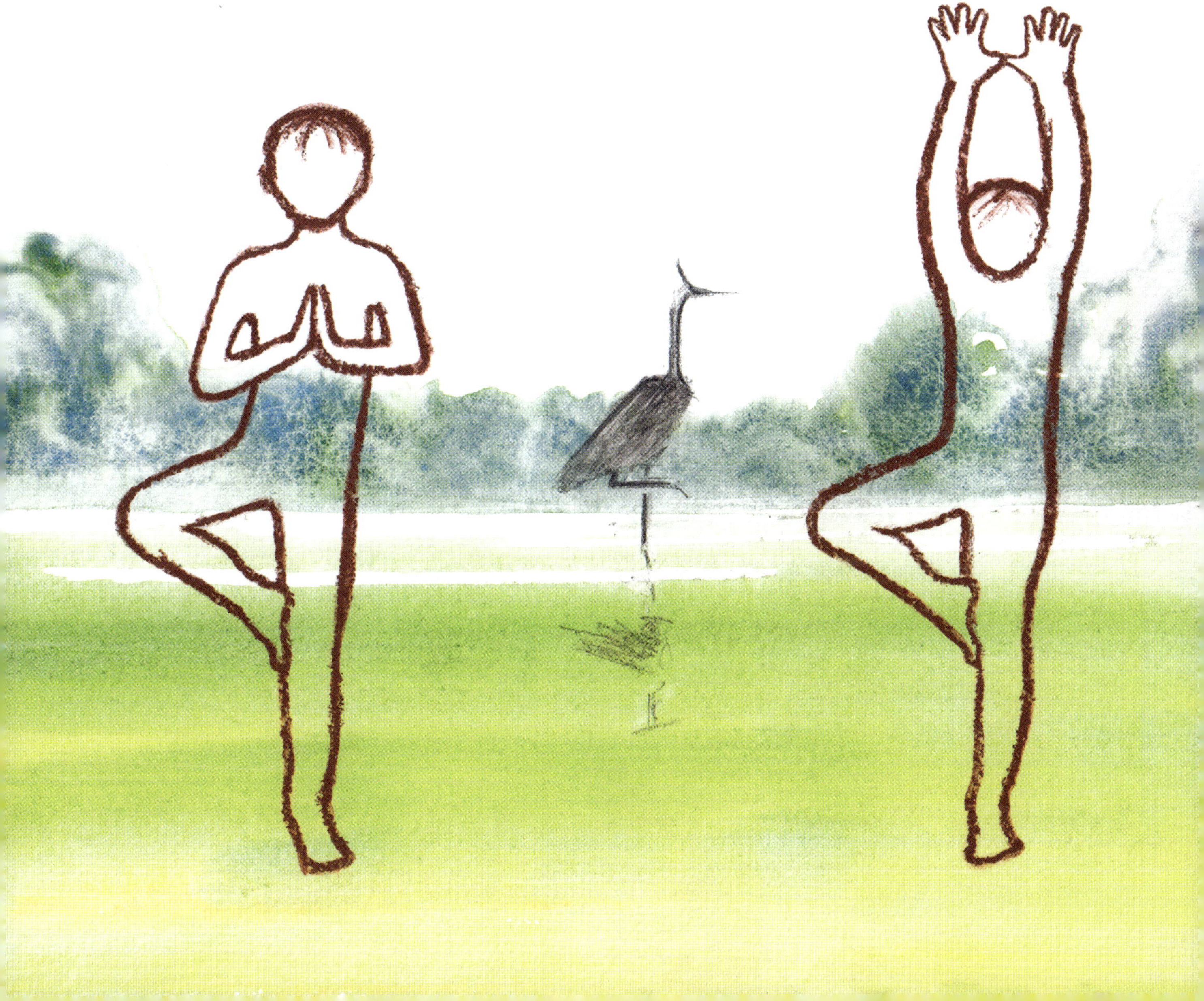

3. Der Bogen

a) Das Kind liegt mit ausgestreckten Beinen auf dem Boden und stützt dabei das Kinn auf die Matte. Zunächst beugt es die Knie und umfasst beide Fußgelenke. Knie (und Kinn) bleiben dabei am Boden.

b) Es atmet tief ein und hebt die Oberschenkel an. Durch das Anheben der Beine hebt sich der Kopf und wölbt sich der Oberkörper. Nur der Bauch berührt noch den Boden.

c) Das Kind verharrt einige Augenblicke in dieser Stellung, dann sinkt es langsam zurück und ruht sich flach auf dem Bauch liegend aus.

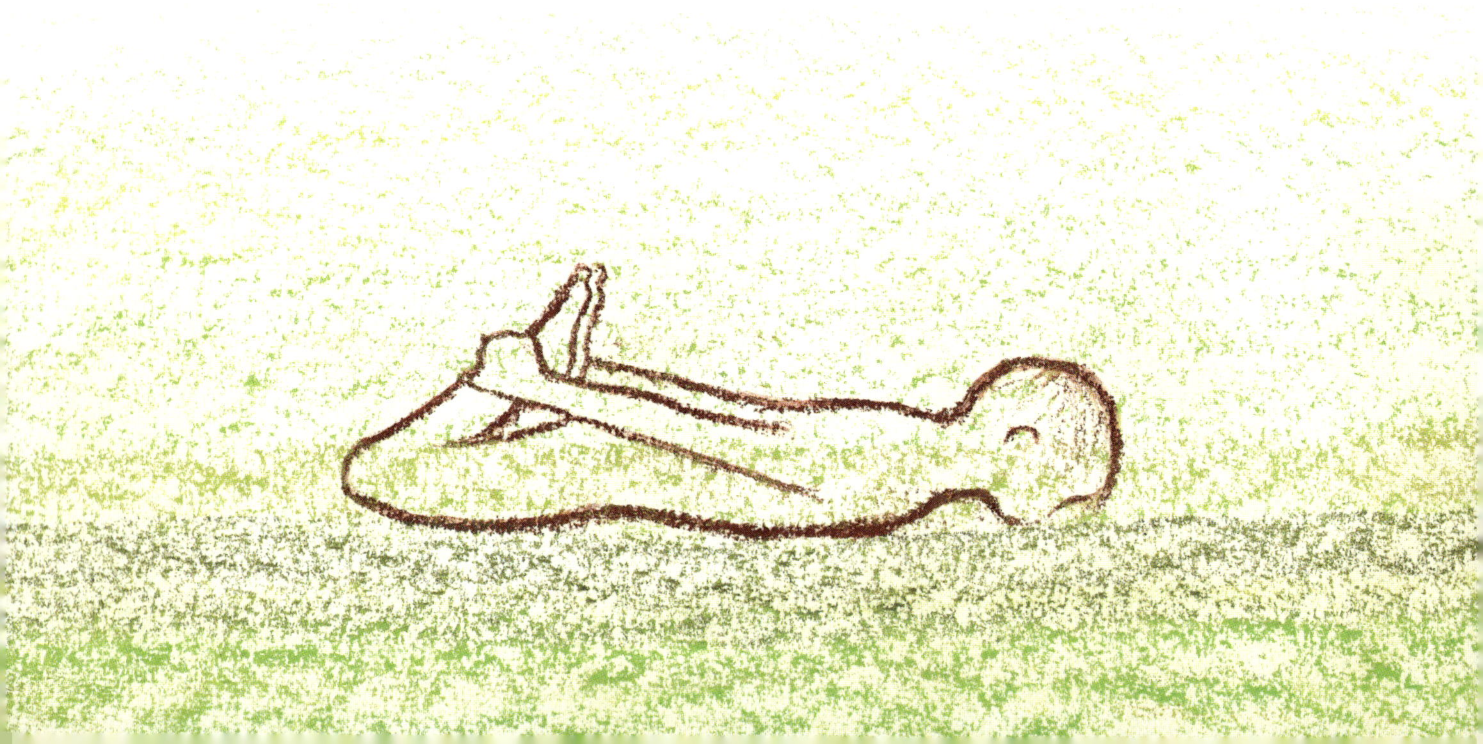

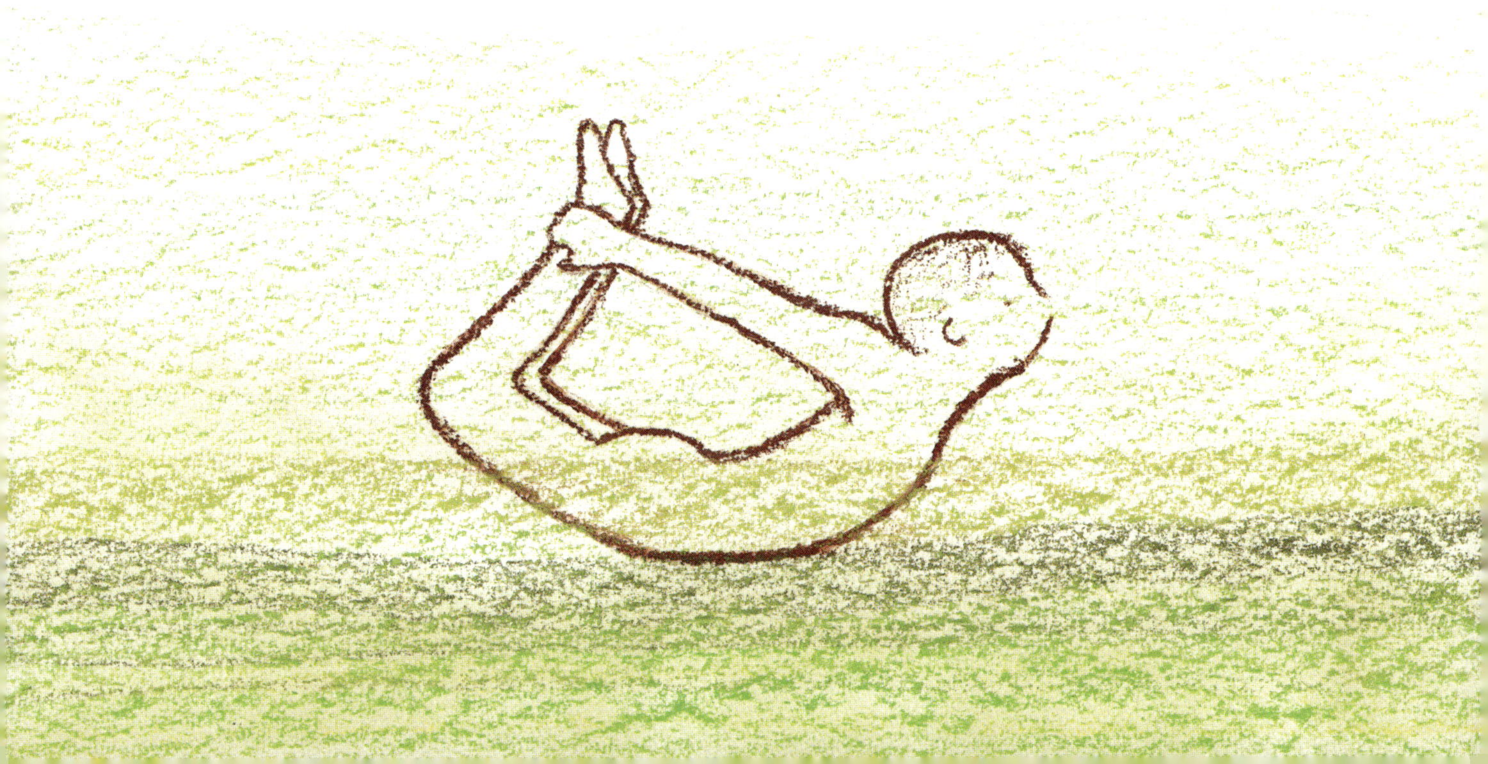

4. Das Gebet – verkehrt herum

Das Kind setzt sich auf die Fersen, Knie und Beine sind eng aneinander gepresst. Es schiebt beide Hände auf den Rücken, legt die Handflächen dabei aneinander und lässt die Hände an der Wirbelsäule nach oben gleiten... Dabei versucht es, so hoch wie möglich zu kommen.

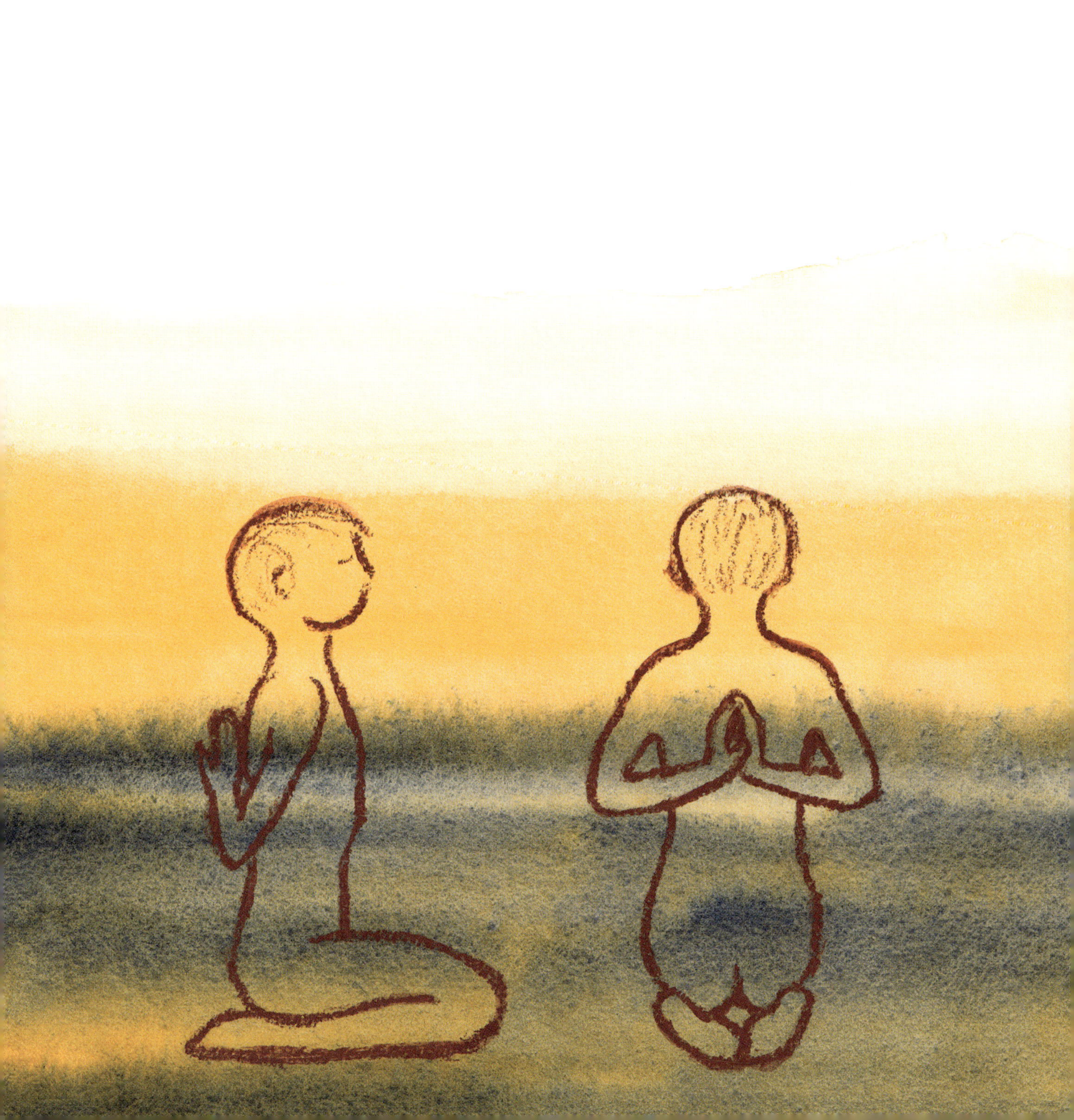

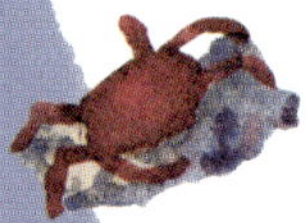

5. Die Krabbe

a) Das Kind setzt sich mit angewinkelten und gegrätschten Beinen auf den Boden und legt dabei die Sohlen gegeneinander.

b) Es neigt die Brust Richtung Boden und schiebt eine Hand unter jedes Knie, wobei die Handflächen flach auf der Matte liegen. Die Arme spreizt es so weit wie möglich ab.

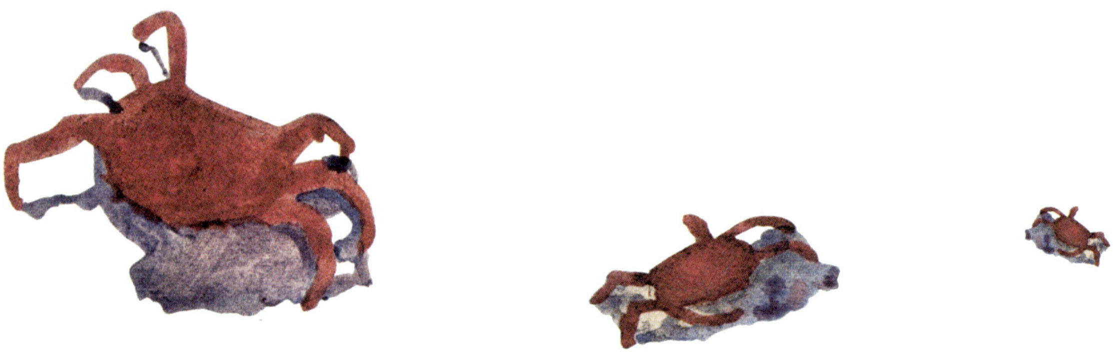

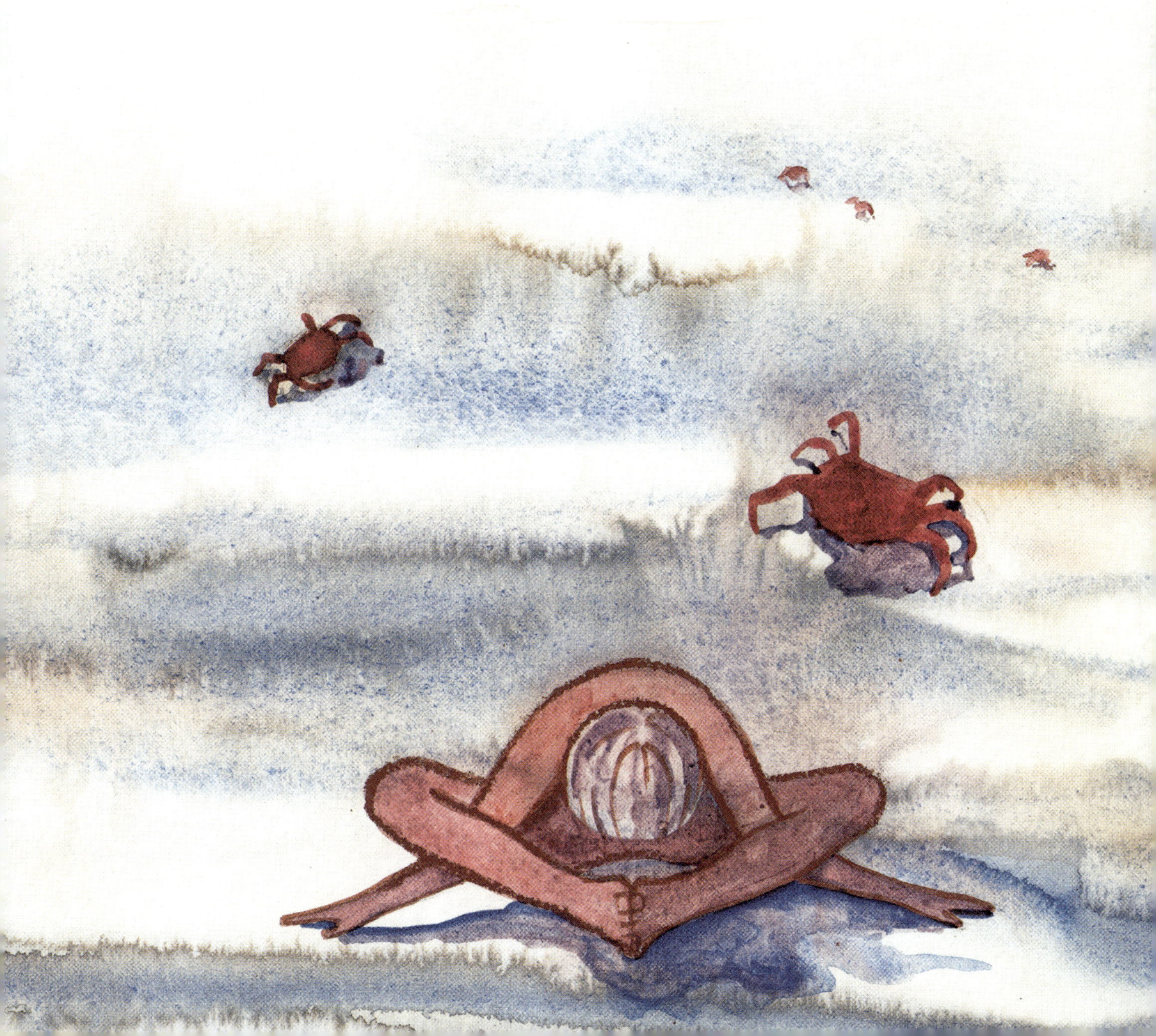

6. Der Fisch

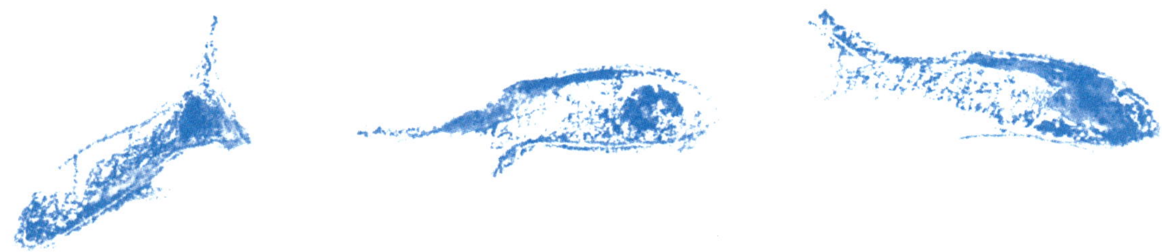

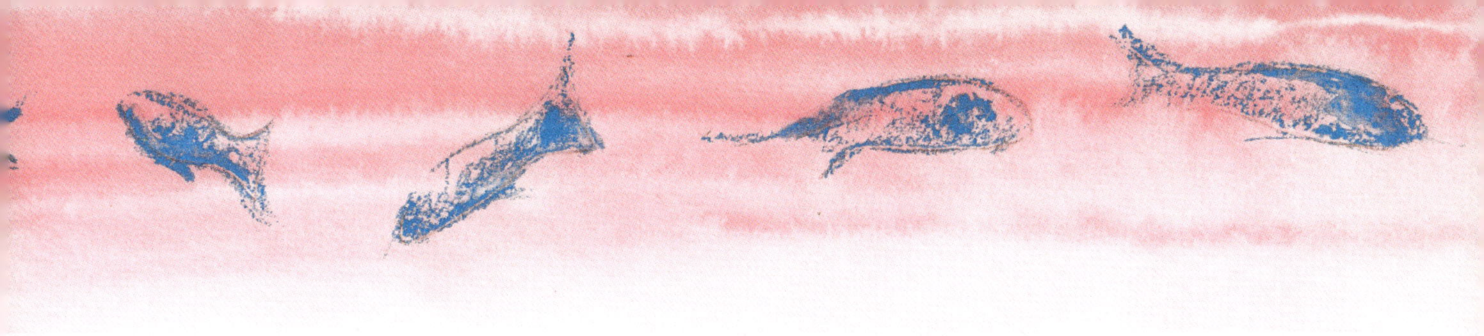

a) Das Kind liegt ausgestreckt auf dem Rücken. Es beugt die Knie, überkreuzt die Beine “im Schneidersitz” und zieht sie so nah wie möglich an den Körper heran. Die Arme verschränkt es hinter dem Kopf.

b) Es schließt die Augen und ruht aus, als würde es sich entspannen. Je mehr die Spannung in den Muskeln sich löst, desto mehr senken sich seine Knie auf den Boden. Das Kind muss diese Bewegung ganz natürlich geschehen lassen und darf sie nicht erzwingen: Die Knie berühren niemals den Boden.

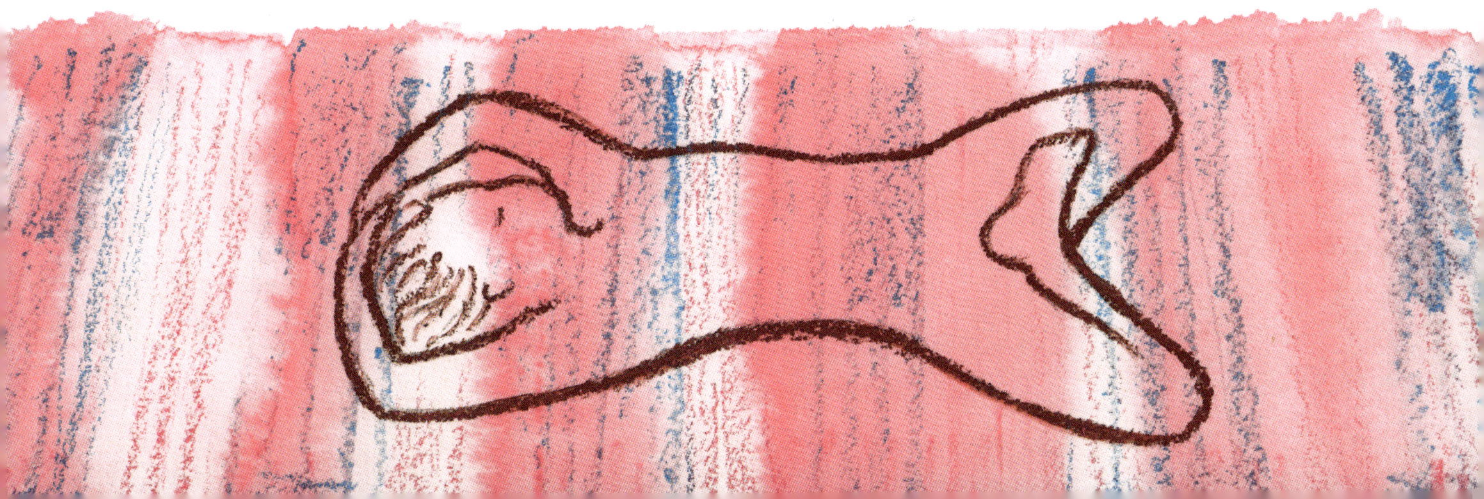

7. Die Gabel

a) Das Kind steht mit leicht gegrätschten Beinen und parallelen Füßen auf dem Boden. (Aber Achtung! Es darf die Beine nicht übertrieben grätschen. Die Füße stehen nicht weiter auseinander als die Schultern.)

b) Es verschränkt die Hände hinter dem Rücken, atmet aus, neigt sich nach vorn und zieht die Arme (mit ineinander verschränkten Händen) Richtung Decke.

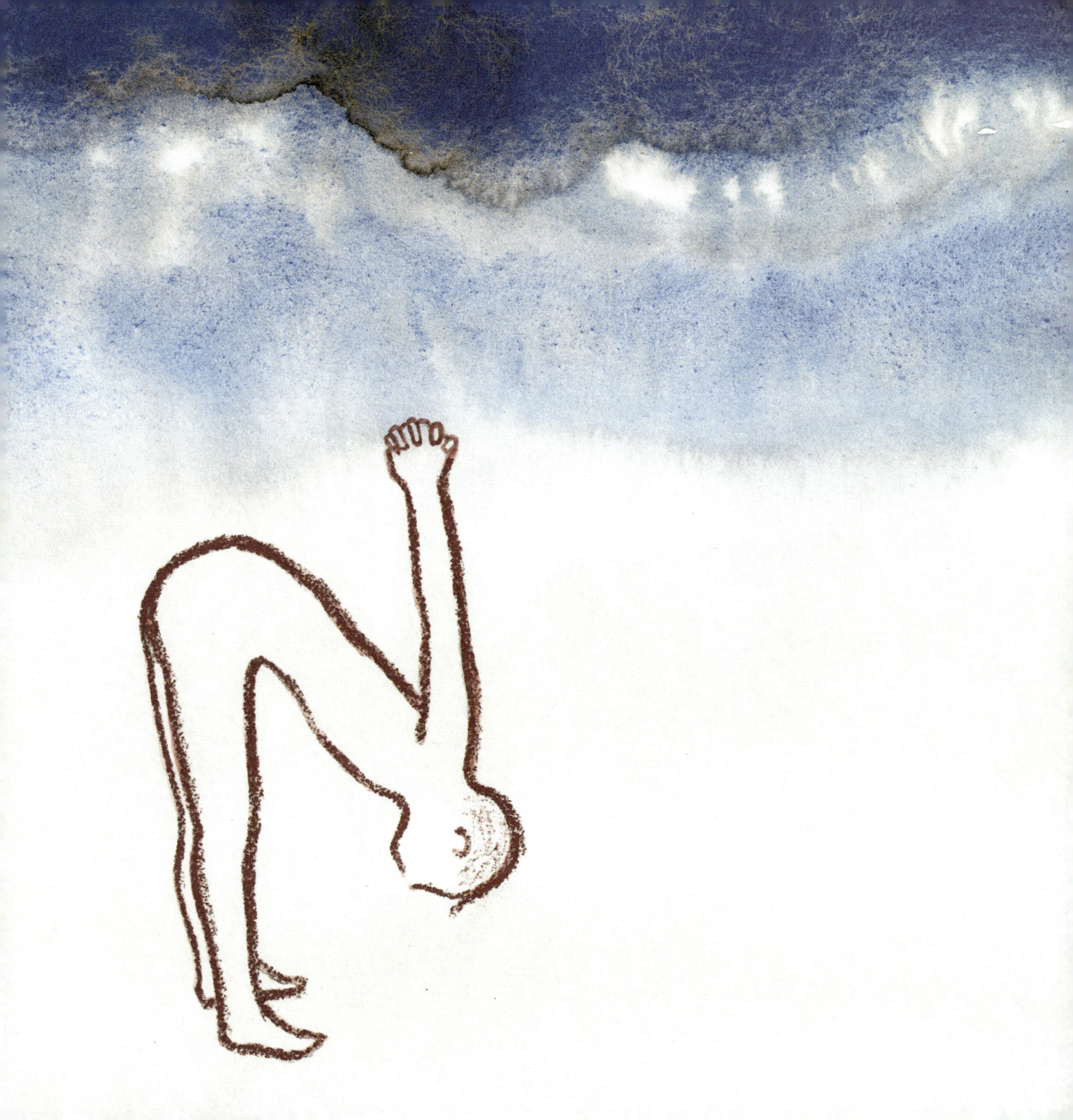

8. Der sitzende Frosch

Die Knie sind weit gegrätscht, die Füße berühren sich an den Zehen. Das Kind setzt sich zwischen den Knien hin.

9. Der springende Frosch

Das Kind erhebt sich mit gegrätschten Knien auf die Zehenspitzen, die Hände liegen auf den Knien. Es versucht, das Gleichgewicht zu halten.

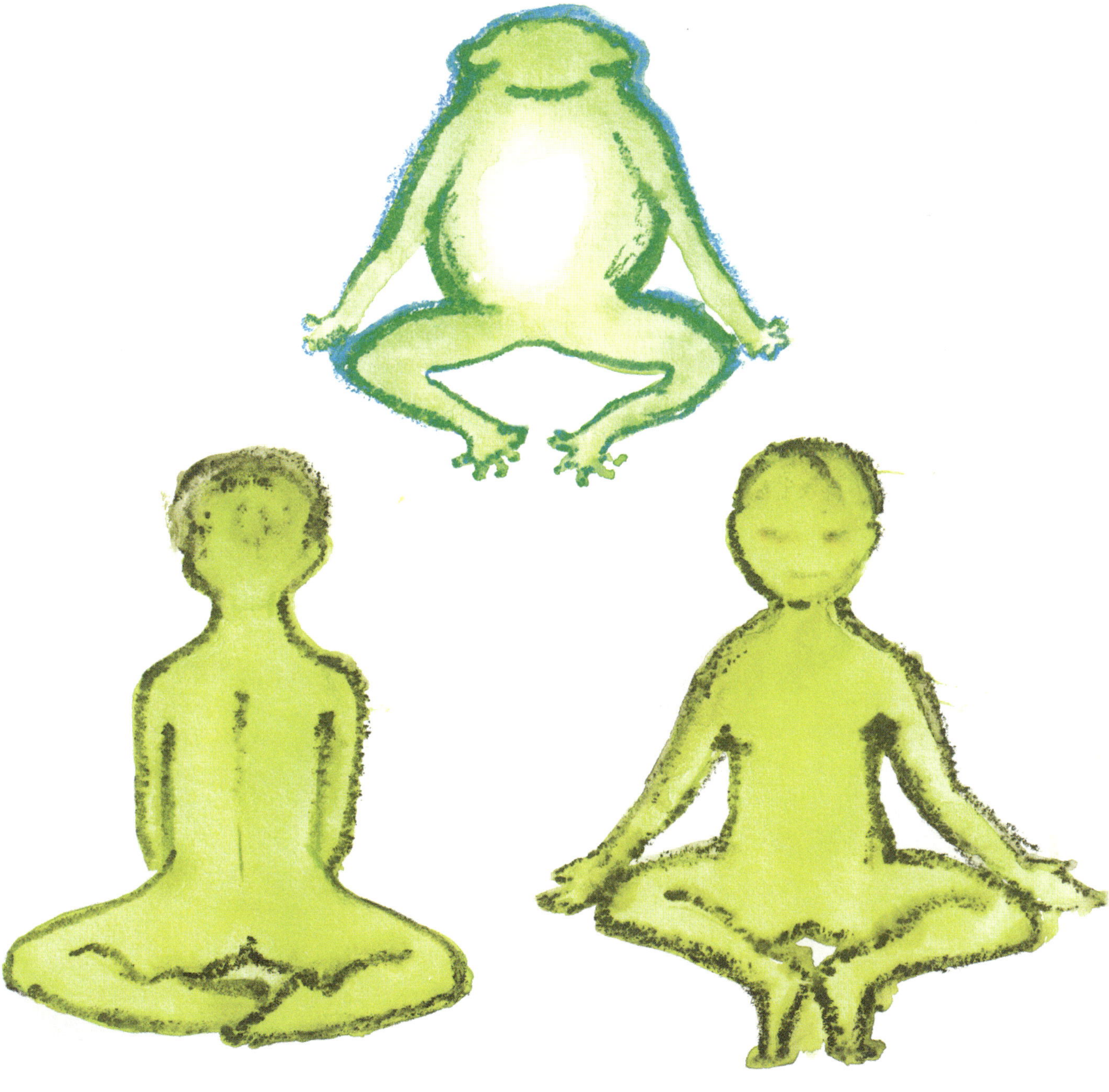

10. Die Kuhhörner

a) Das Kind hockt hinter den Knien, wobei diese aneinander liegen und die Füße nach außen gegrätscht sind. (Die abgespreizten Füße sind die Kuhhörner.)

b) Es setzt sich zwischen beide Füße und legt die Hände auf die Knie.

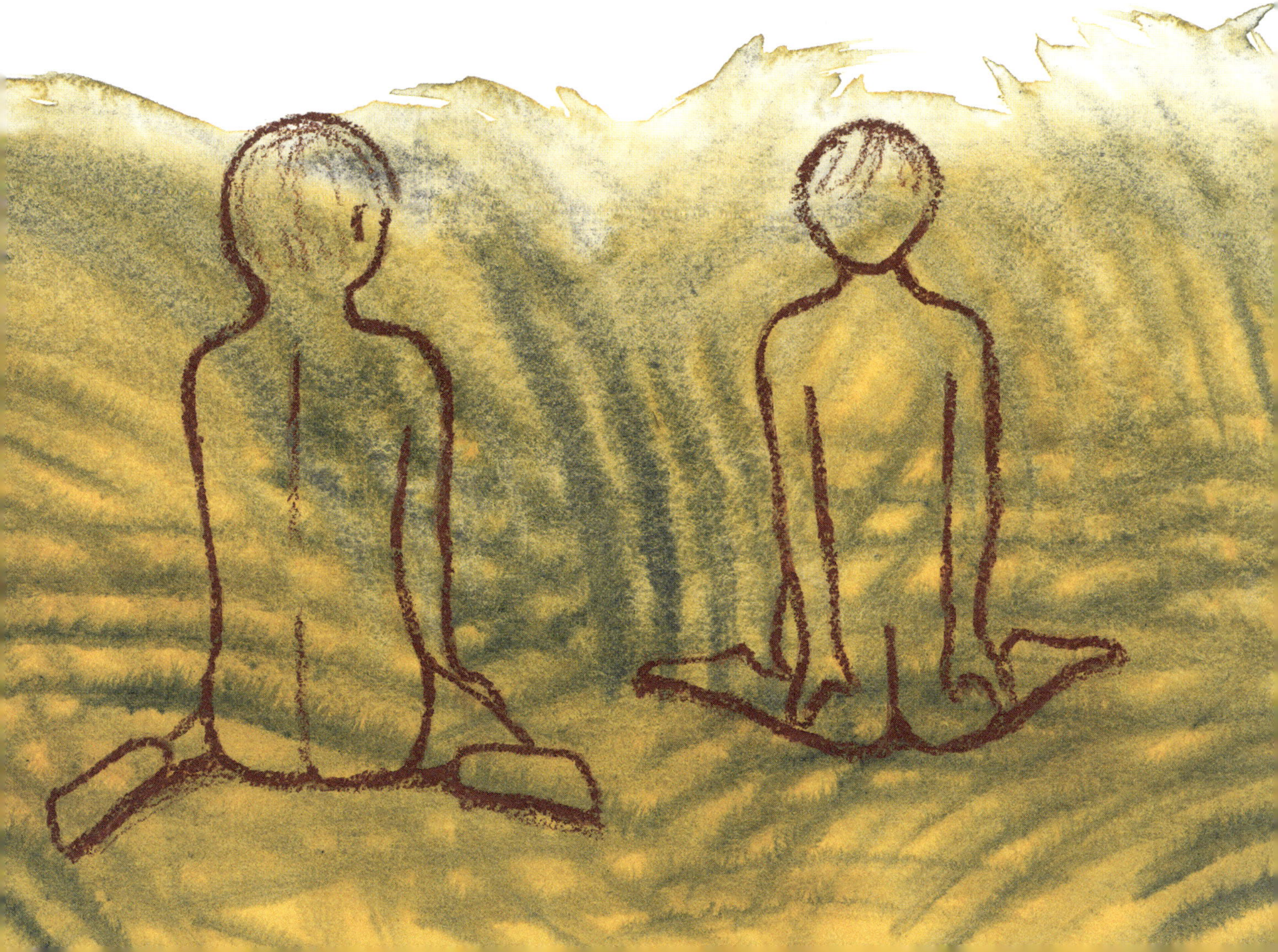

11. Der Grashüpfer

a) Das Kind liegt mit ausgestreckten, nebeneinander liegenden Beinen auf dem Bauch, die Arme liegen am Körper, das Kinn ist auf den Boden abgestützt. Es hebt das rechte Bein, ohne es zu beugen, 15 Zentimeter an. (Achtung! Die Bewegung geht von der Hüfte aus, nicht vom Knie.)

b) Das Gleiche wiederholt es mit dem anderen Bein.

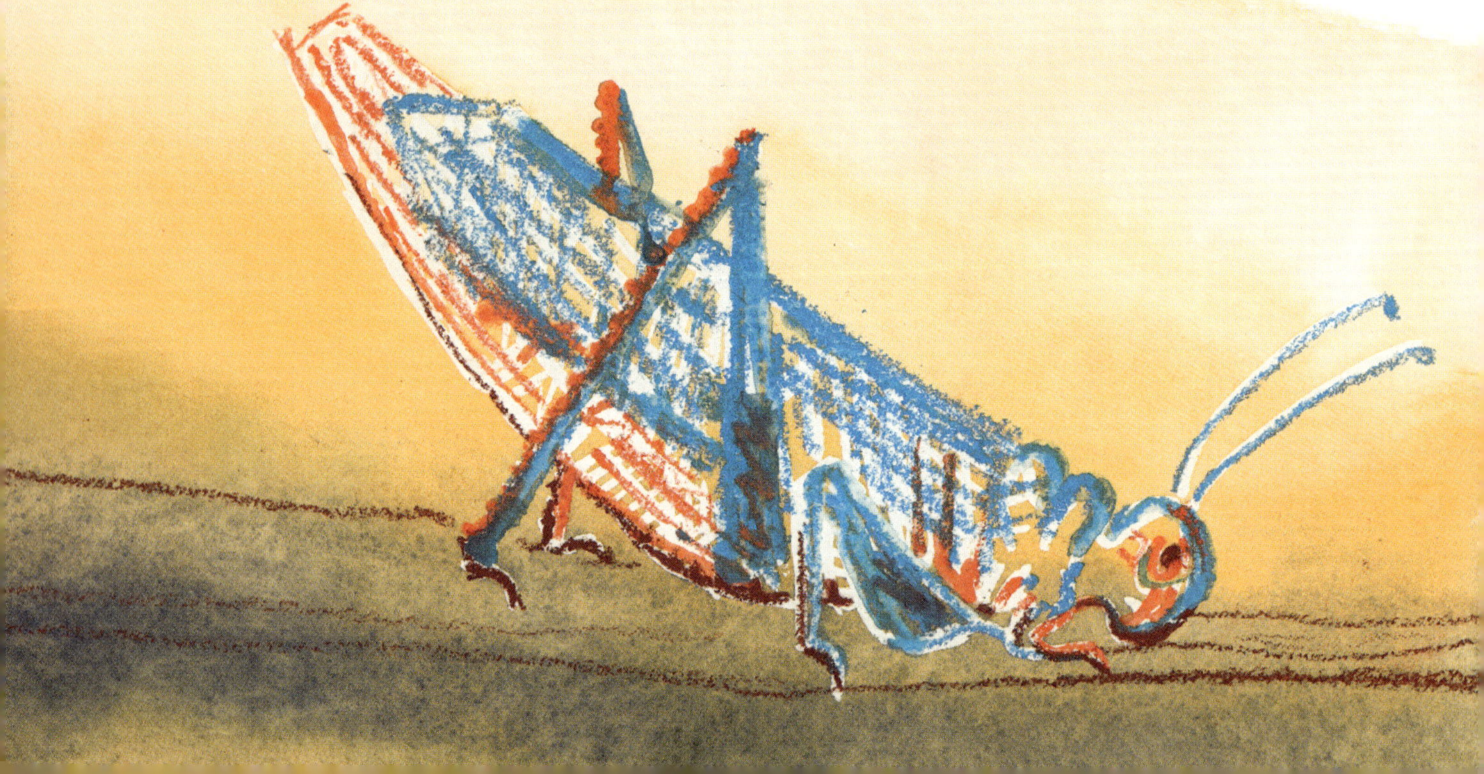

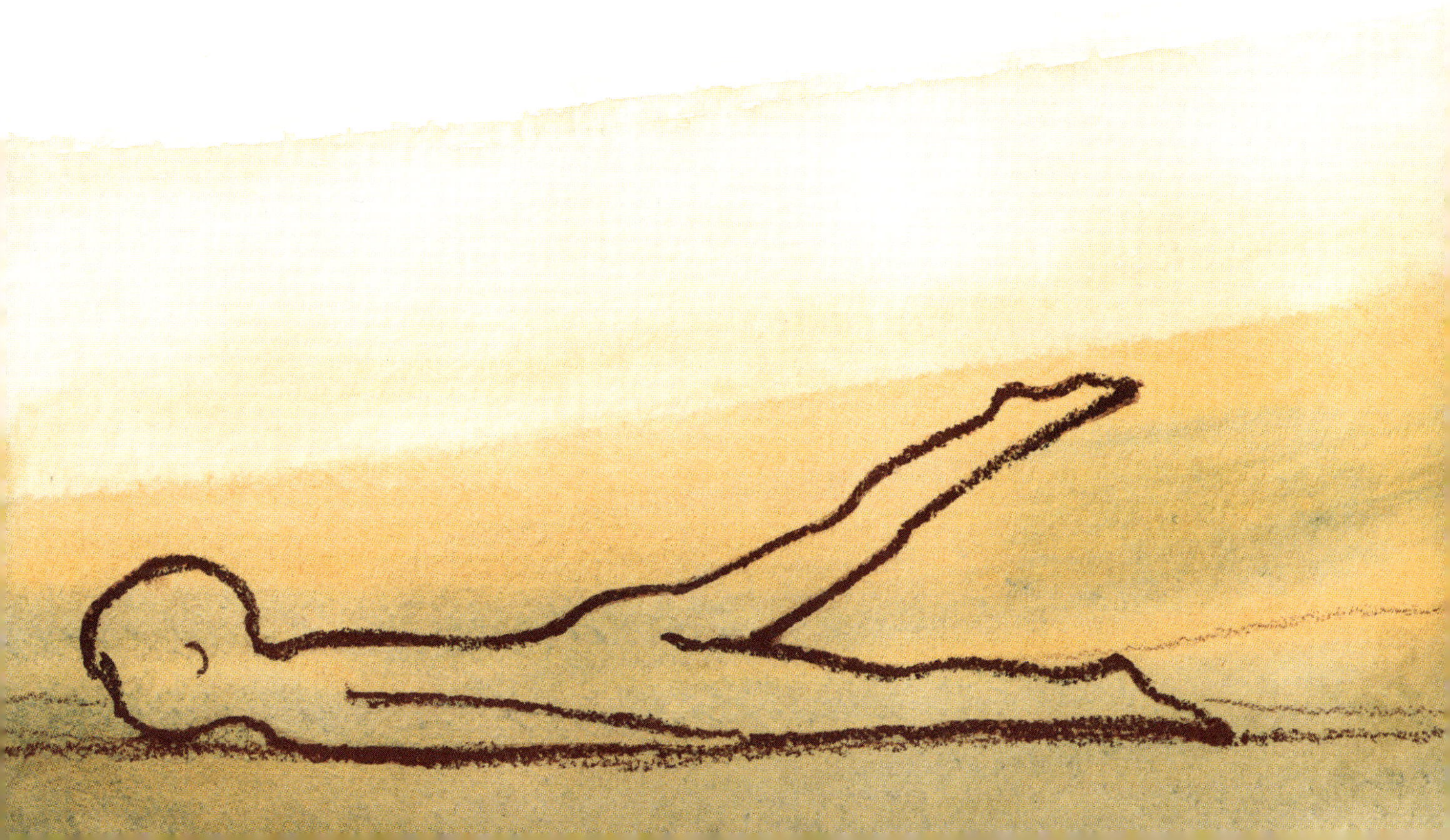

12. Die Schnecke

a) Das Kind sitzt auf den Fersen, die Beine sind nebeneinander, die Zehen gestreckt (nicht gebeugt). Es hebt die Arme und streckt sich. Es atmet tief ein.

b) Es atmet aus und neigt sich dabei mit gestreckten Armen vor. Es legt die Arme hin und legt die Stirn auf der Matte ab... Oder es versucht es zumindest, denn es darf den Po nicht von den Fersen heben.

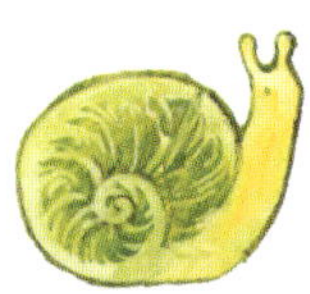

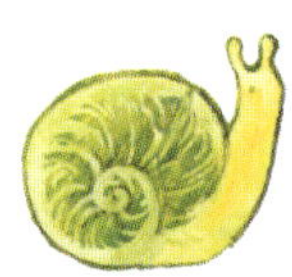

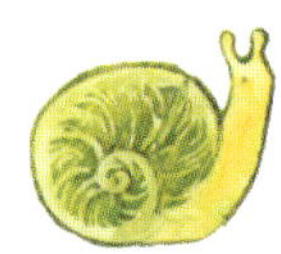

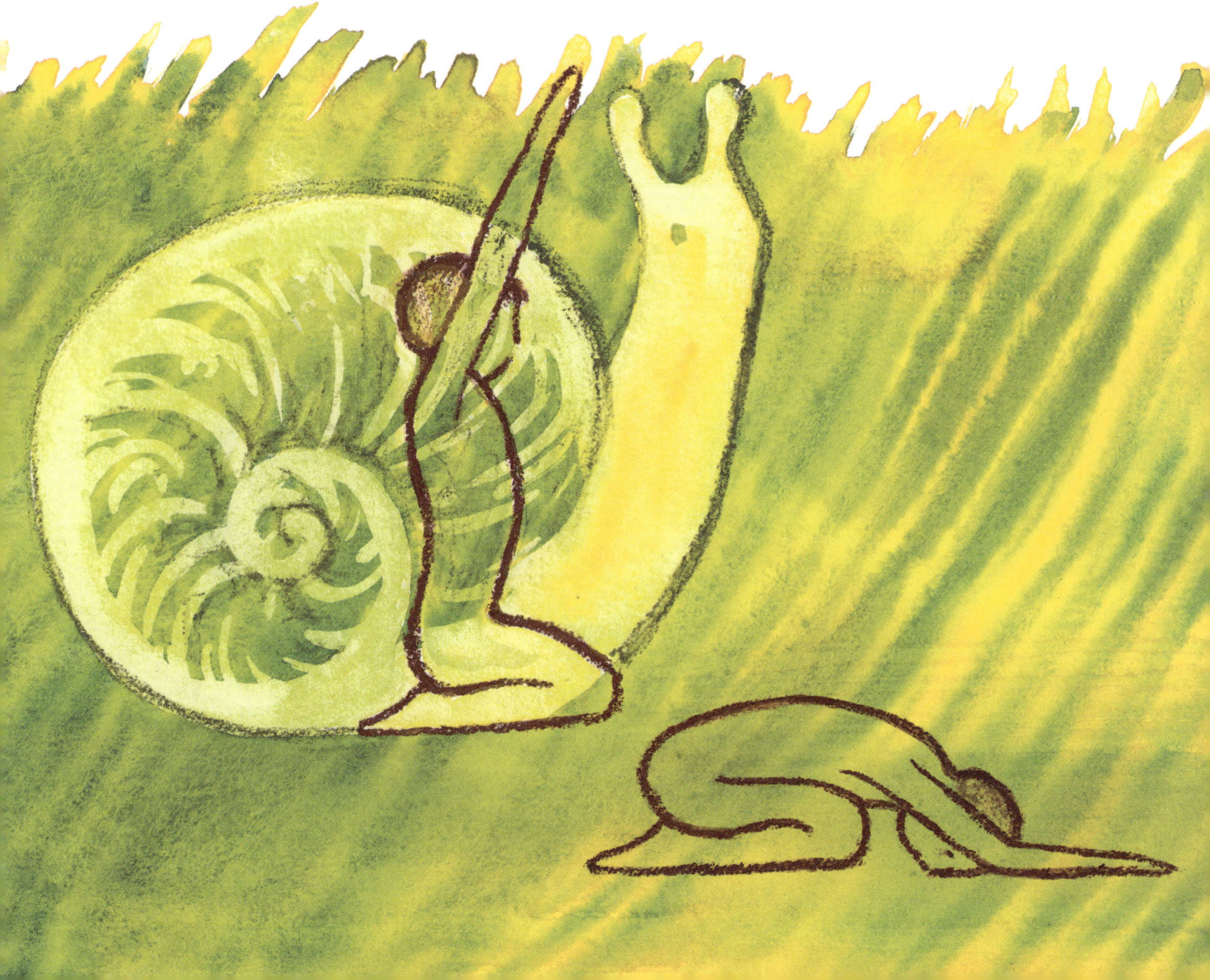

13. Balance auf einem Fuß

a) Das Kind hockt auf den Fersen und steht gleichzeitig auf den Zehenspitzen. Zunächst setzt es beide Hände auf die Matte, um besser das Gleichgewicht zu halten, und streckt dann das rechte Bein parallel zum Boden nach vorne aus.

b) Wenn es die Balance halten kann, kann es versuchen, beide Arme parallel zum Boden nach vorne auszustrecken. (Dann die gleiche Übung mit dem anderen Bein.)

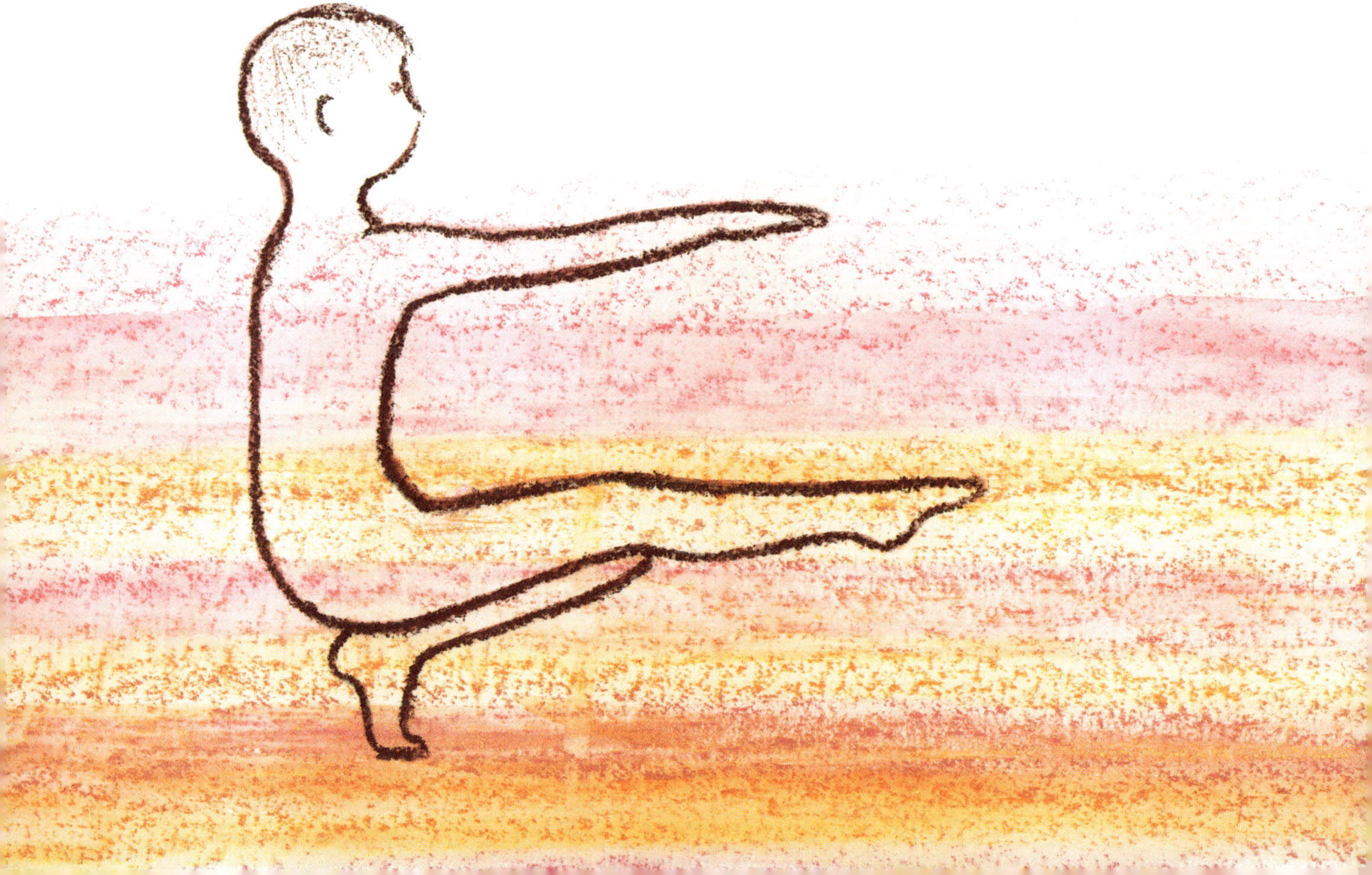

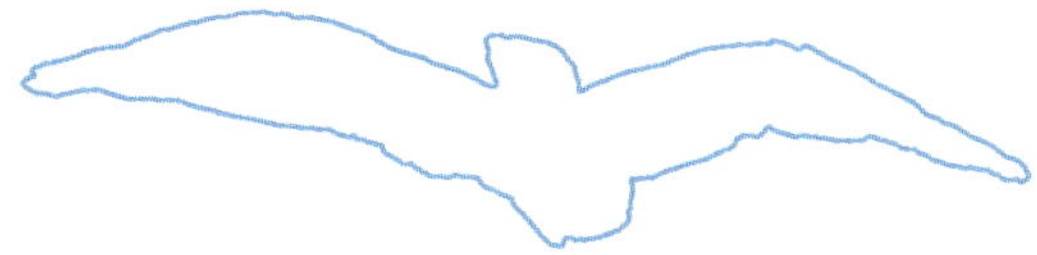

14. Die Möwe

a) Das Kind sitzt mit gegrätschten Knien und an den Körper herangezogenen Füßen auf der Matte. Die Füße hält es mit den Händen fest.

b) Es richtet den Rücken gerade auf... und schlägt mit den Knien (auf und ab)... wie die Flügel der Möwe, kurz bevor sie losfliegt.

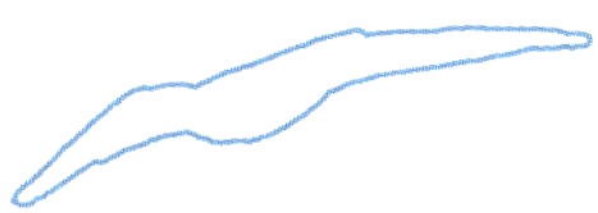

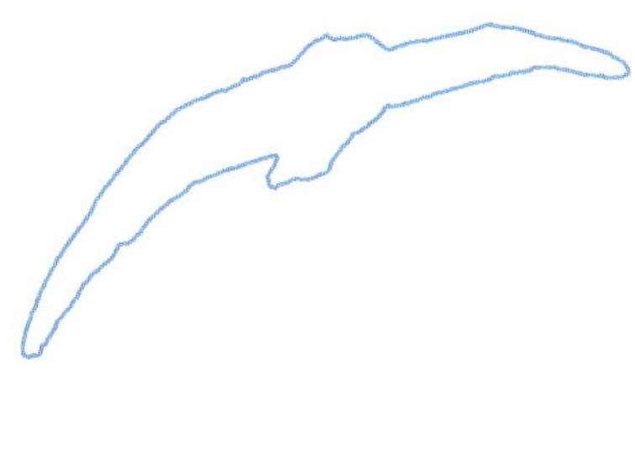

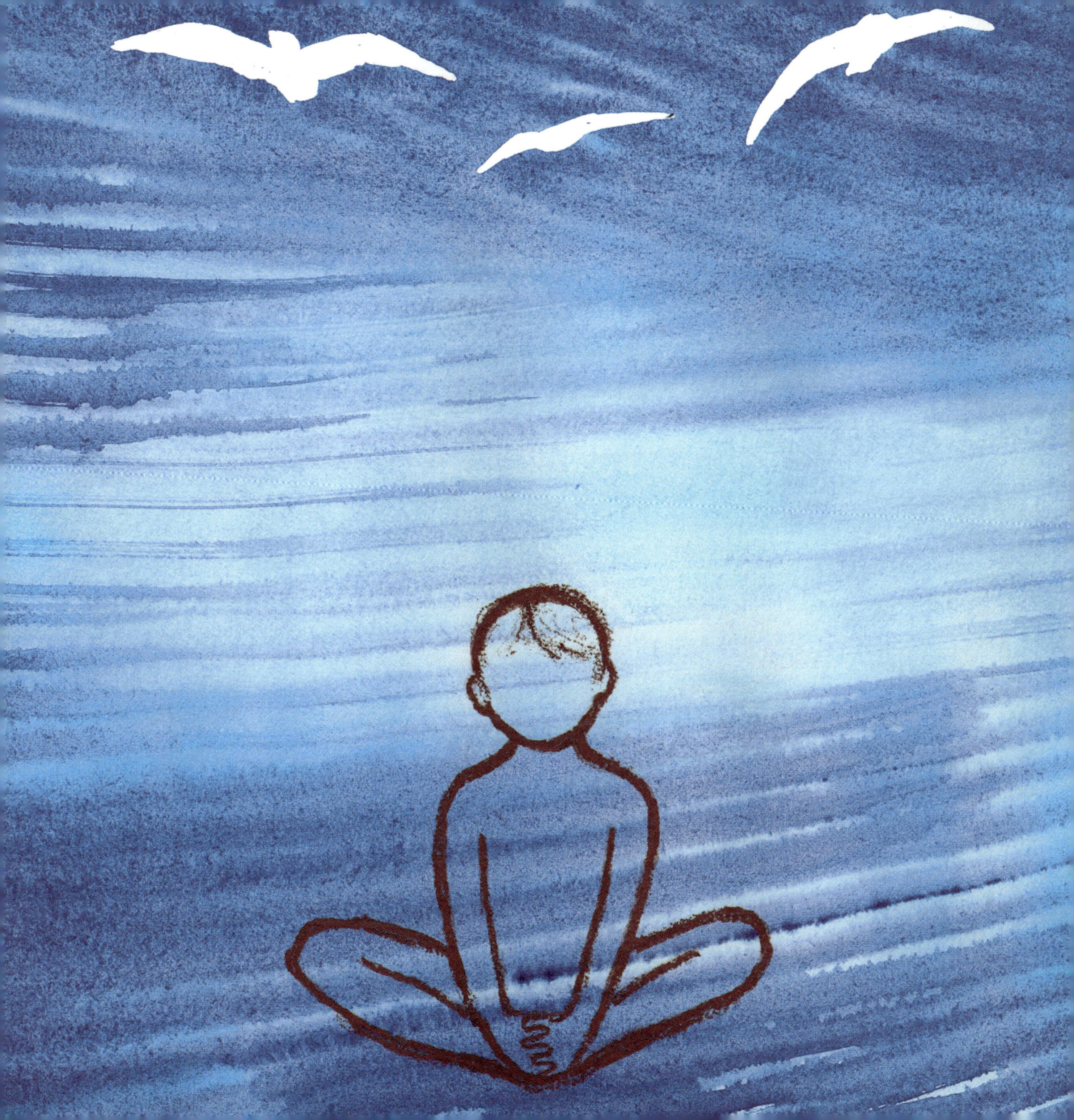

15. Die Klammer

a) Das Kind beugt im Sitzen das rechte Bein und zieht den Fuß an den Körper. Sein linkes Bein streckt es aus.

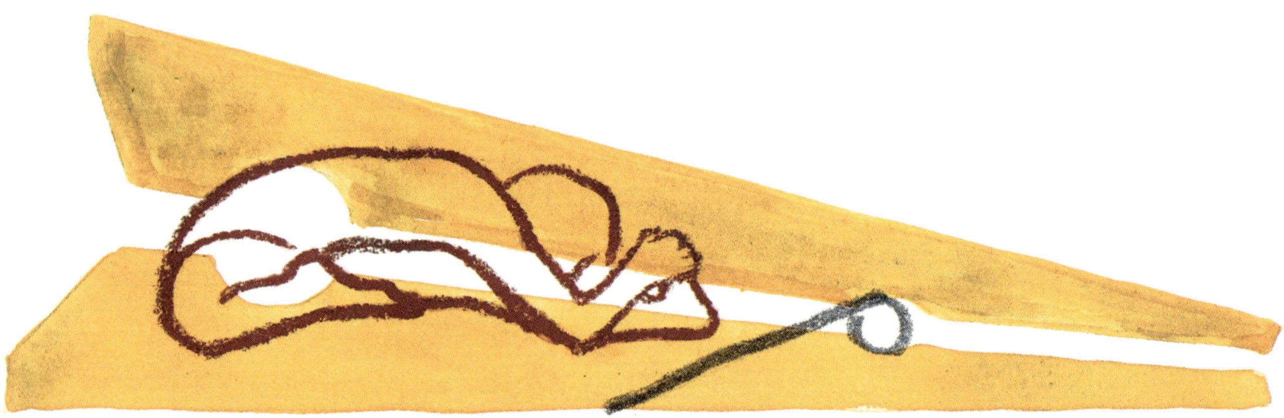

b) Es beugt den Oberkörper und neigt sich vor. Mit beiden Händen umfasst es den rechten Fußknöchel (oder wenn dies nicht möglich ist, die Wade) und senkt den Kopf über das Knie. (Dann die gleiche Übung mit dem anderen Bein.)

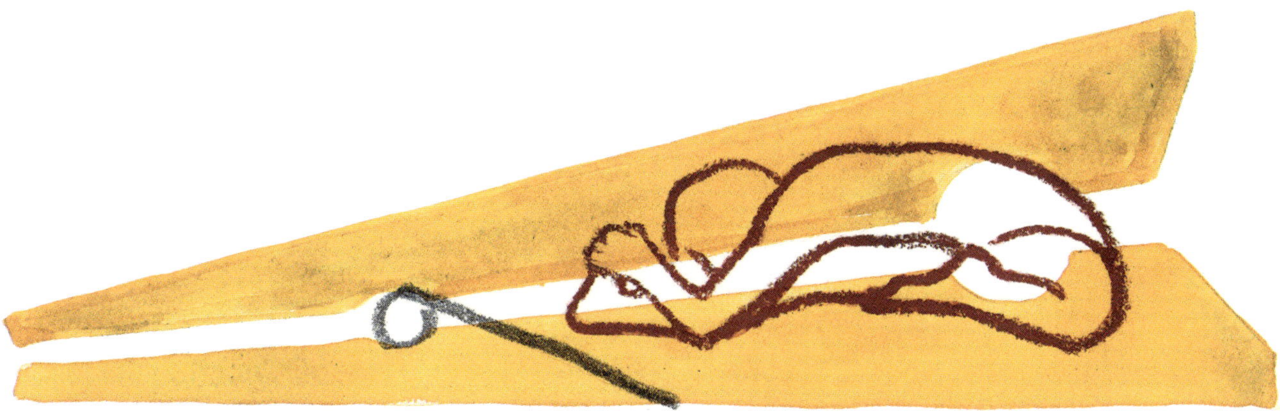

16. Der umgedrehte Baum

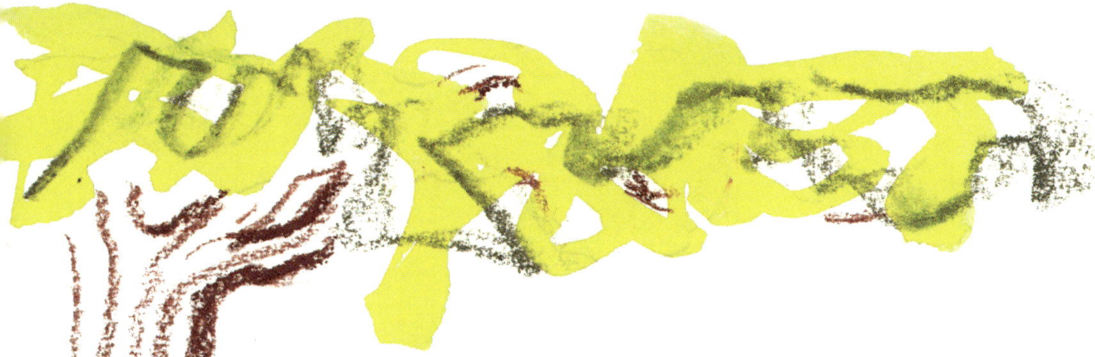

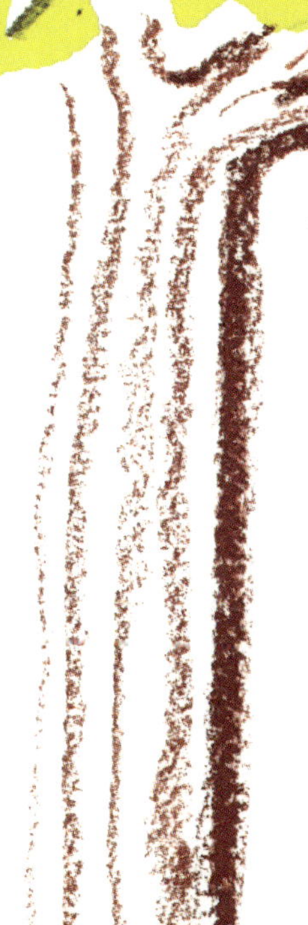

a) Zunächst liegt das Kind auf dem Rücken, die Knie sind angewinkelt und zur Brust herangezogen, so, als würde es ein Fass nachahmen.

b) Es führt die Arme zum Rücken, beugt die Ellenbogen und stützt den Rücken mit beiden Händen ab. Durch diese Stütze kann es den Rücken lang machen und die Beine zur Decke strecken.

c) Mit der umgekehrten Bewegung kehrt es zum Boden zurück: Es beugt die Knie und führt sie zum Gesicht, macht den Rücken rund... und ist wieder zurück am Ausgangspunkt.

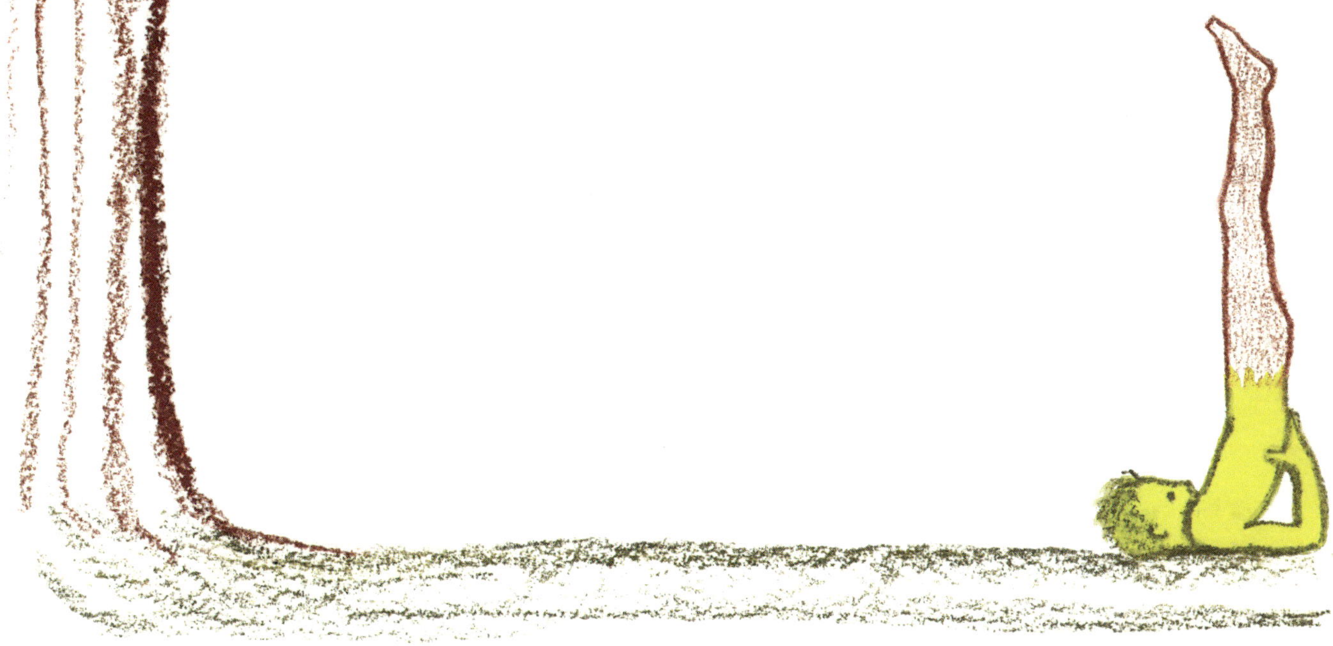

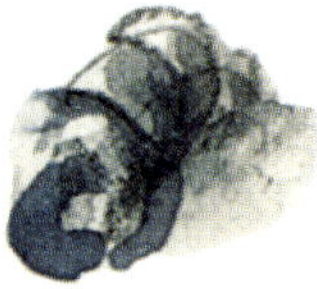

17. Die Auster

a) Das Kind sitzt mit gebeugten und gegrätschten Knien auf dem Boden, die Fußsohlen liegen etwas weiter vom Körper entfernt aneinander. Es atmet tief ein.

b) Es atmet aus und schiebt, während es sich vorneigt, die Hände unter die Fußknöchel, dabei fasst es die Fußknöchel von unten (nicht von oben).

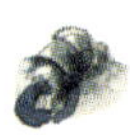

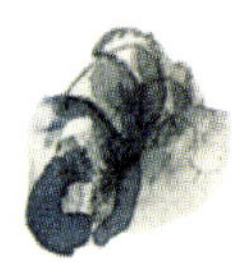

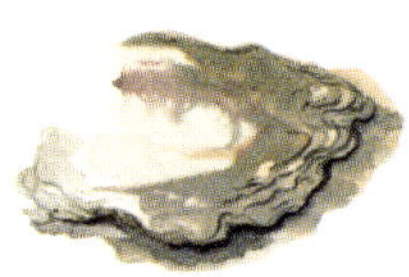

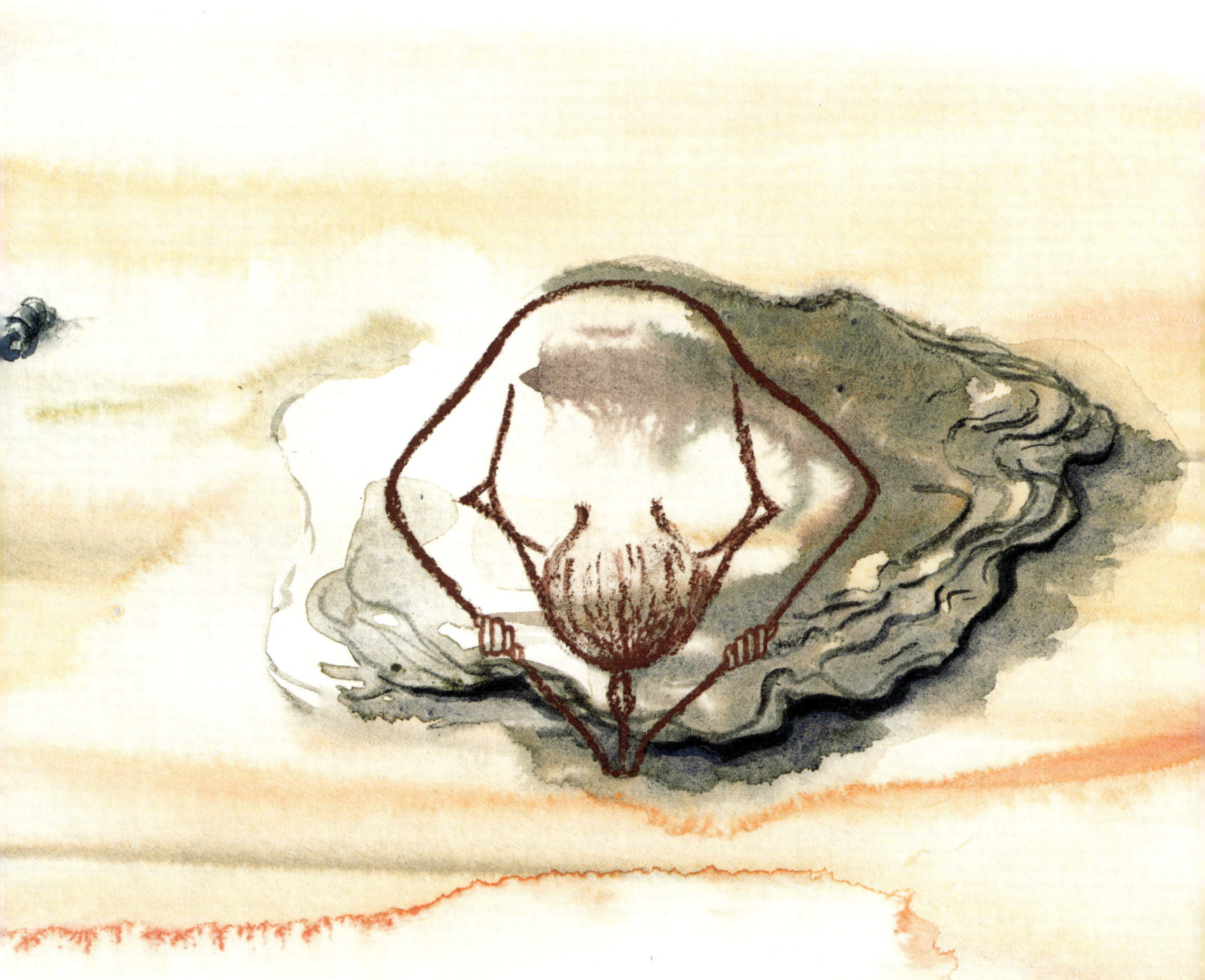

18. Die Yoga-Mudra (Der Yoga-Gruß)

a) Das Kind sitzt kniend auf den Fersen.

b) Mit hinter dem Rücken verschränkten Händen neigt es sich vor, bis es mit der Stirn den Boden berührt. (Achtung, der Po bleibt dabei auf den Fersen!)

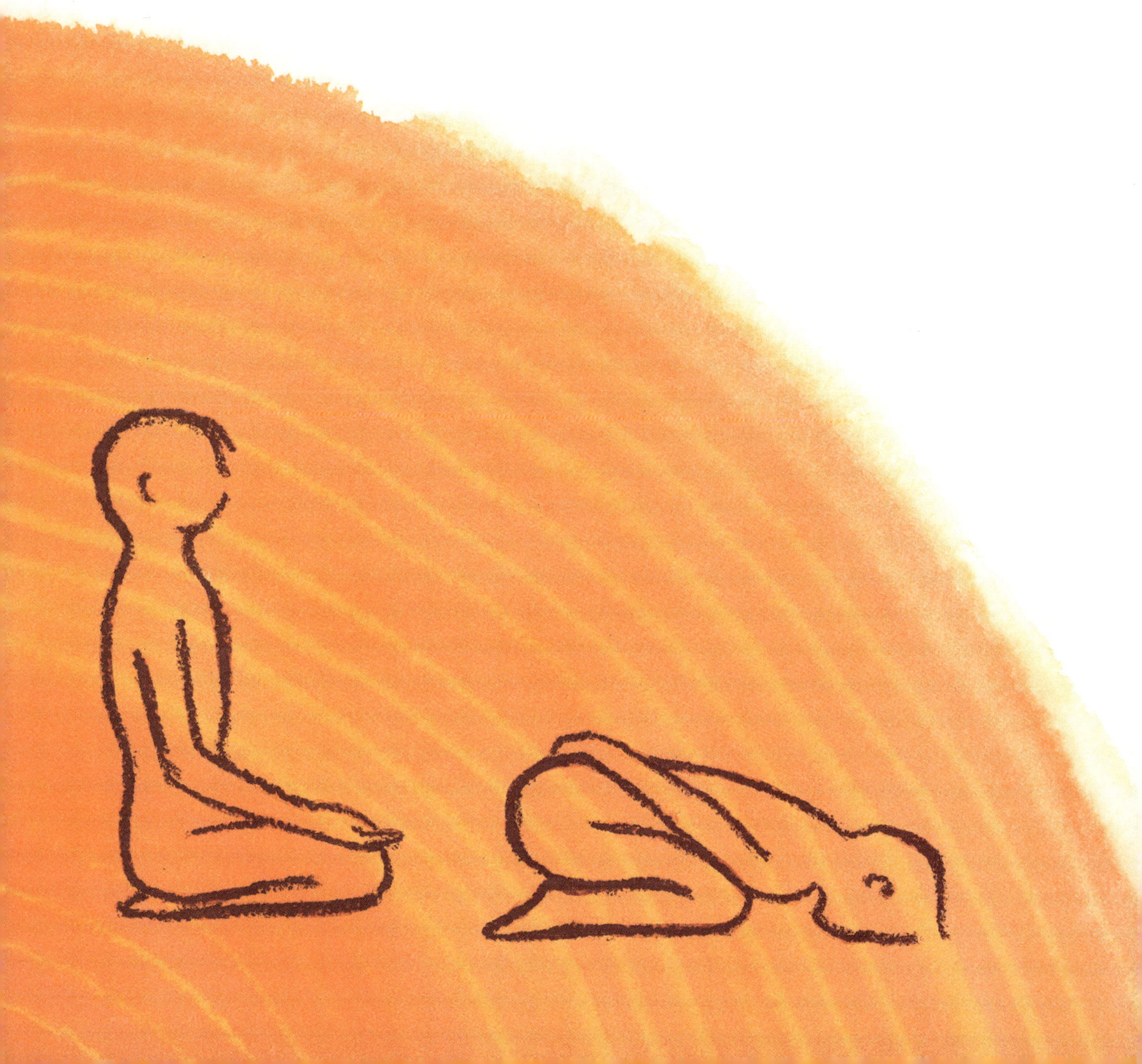

Eine Testübung: Der Hahn

Dies ist eine relativ schwierige Balanceübung. Wie alle Asanas – aber durch ihre Schwierigkeit noch etwas mehr – fordert sie Gleichgewichtssinn, eine gute Bewegungskoordination und uneingeschränkte Aufmerksamkeit. Das Kind kann sie mehrmals üben. Es wird stolz sein, wenn es die Übung geschafft hat.

Wenn es ihm nicht gelingt, lassen Sie Ihr Kind nicht aufgeben: Das Ziel der Übung ist ja nicht, ein Akrobat zu werden... und Yoga lernt man nicht von heute auf morgen.

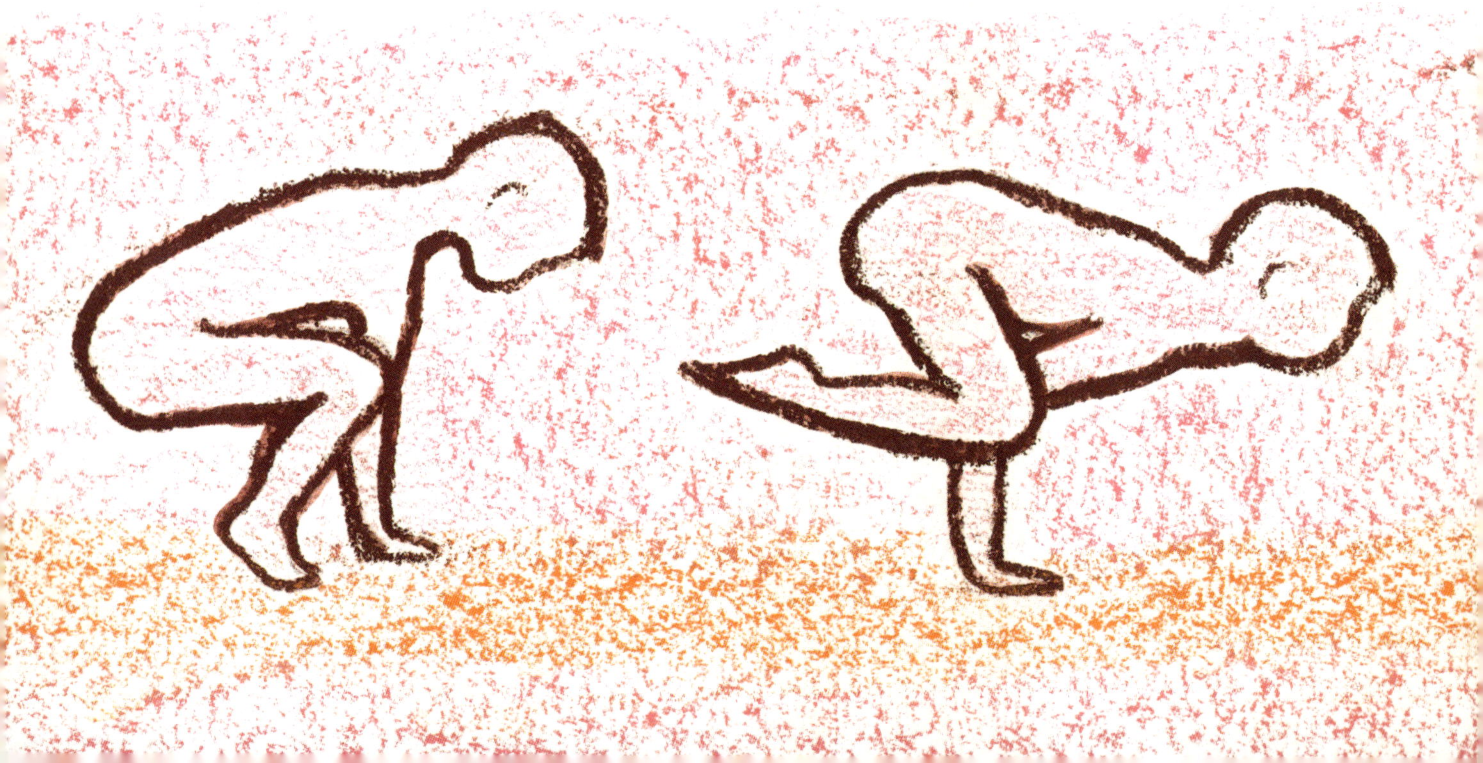

a) Das Kind erhebt sich auf die Zehenspitzen und setzt sich auf die Fersen. Es grätscht die Knie und stützt beide Hände auf dem Boden ab – zwischen den Knien. Es verkeilt die Oberschenkel, indem es sie auf Höhe der Ellenbogen fest gegen die Arme drückt.

b) Es versucht, das Hinterteil anzuheben: Die gebeugten Knie (mit gestreckten Füßen) sind parallel zum Boden. Die Brust neigt sich (bei angehobenem Kopf) nach vorn. Das Kind wird mehrere Versuche brauchen, um den Punkt zu finden, an dem der Körper im Gleichgewicht bleibt... zumindest für einige Augenblicke! Dies ist ein stolzer Hahn, der fest auf beiden Füßen steht!

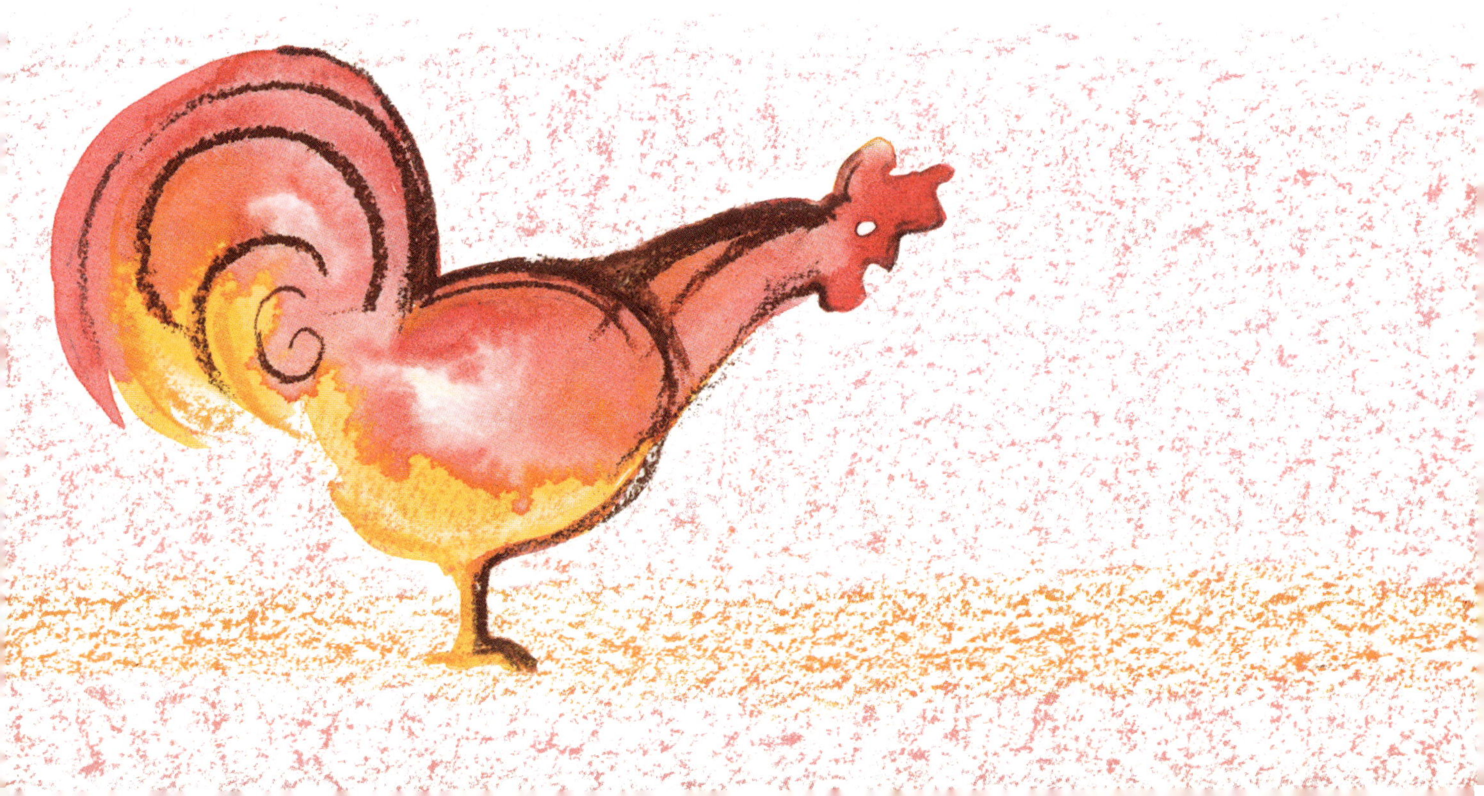

Kapitel 3

Zen leben

Wir erleben heute eine geradezu inflationäre Verbreitung und verzerrte Darstellung des Zen. “Das mondäne Zen, das verfälschte Zen (...), eine Zerstreuung wie jede andere auch, die man gegen eine andere tauscht, wenn die Mode es verlangt.”[3]

“Zen sein” oder “Zen leben” heißt einfach leben. Aber: in Einfachheit zu leben, in einer Beziehung mit der inneren Welt, und sich dabei zu bemühen, das Ego im Rahmen des Möglichen abzuschwächen.

“Zen leben” heißt auch, Körper und Sinne zu trainieren, um alle erlaubten Freuden daraus zu gewinnen. Bestimmt mögen Sie guten Wein oder ein schönes Essen...? Aber es geht nicht allein darum...

Macht es Ihnen Freude, mit alltäglichen Gegenständen umzugehen: mit Krimskrams, Stoffen, Werkzeugen?

Können Sie sich mit einer Blume vereinen, sie betrachten, bis Sie in Ihrem Herzen eins mit ihr werden?

Können Sie ***sehen***? Nicht schauen, sondern ***sehen***.

(Das ist etwas ganz anderes, als den Gegenstand mit dem Blick nur zu überfliegen.) Gehen Sie in ein Museum – nicht, um einfach durch die Säle zu laufen, sondern, um vor einem, zwei, vier Bildern zu verweilen?

3- Nicolas Bouvier, Das Leere und das Volle, Lenos Verlag

Können Sie hören? Den Gesang eines Vogels, die Melodie des Windes, eines Baches?

Können Sie ***im Augenblick*** leben, ohne Gedanken an die Vergangenheit oder Zukunft? In der Gegenwart gegenwärtig sein?

Wenn Sie sich angesprochen fühlen, sich aber nur wenig oder schlecht darin üben, fehlt Ihnen einfach ein wenig Aufmerksamkeit, Konzentration, Selbstbewusstheit...

Dies sind kostbare Gaben, die Sie Ihrem Kind schenken können!

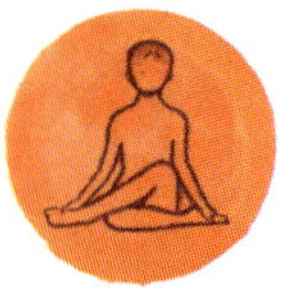

Geduld lehren

Um ganz einfach zu beginnen: Fordern Sie Ihr Kind schon morgens dazu auf, seine Ungeduld zu bremsen, alles ruhig und ohne Hast zu tun. (Mit einer Erinnerung bei jeder möglichen Gelegenheit!)

1) Wenn Ihr Kind ein Geschenk erhält, wird es als Erstes das Geschenkband durchtrennen und das Papier zerreißen, um schnell an "die Überraschung" zu kommen. Fordern Sie es auf, sich Zeit zu nehmen, sich in Geduld zu üben: sich die Zeit zu nehmen, das Geschenkband zu entknoten, das Papier abzunehmen und es zusammenzufalten.

2) Ab sechs Jahren kann Ihr Kind seinen Namen in Schönschrift schreiben. Während es den Stift oder den Pinsel benutzt, schärft sich seine Aufmerksamkeit, verlangsamt sich sein Rhythmus und verschwinden seine Verspannungen.
(Vor 35 Jahren hat an der Universität von San Diego in Kalifornien ein französischer Psychologe, Paul de Sainte-Colombe, eine psychographologische Methode entwickelt: Viele Beschwerden, an denen unaufmerksame oder zu ausgelassene Kinder litten, hielten einer Seite in Schönschrift nicht stand.)

3) Die Kleinsten bitten Sie, ihre Anziehsachen zu falten und ordentlich wegzuräumen, statt sie einfach durcheinanderzuwerfen. Abends sollen sie ihre kleinen Schuhe nebeneinander hinstellen... die wie freundliche Kobolde über ihren Schlaf wachen werden...
Wenn Sie Ihr Kind auffordern, bei kleinen Dingen geduldig zu sein, wird es sich zu gegebener Zeit und mit zunehmendem Alter bei großen und kleinen Dingen gleichermaßen geduldig zeigen können.

Handarbeit aufwerten

In den Klostern Japans (Japan ist das Ursprungsland des Zen) sind zahlreiche kleine Mönche anzutreffen. Im ersten Jahr ihres Noviziates bittet man sie, die Hausarbeit zu machen und in den Küchen, auf den Feldern und im Garten zu helfen. Dabei werden sie von ihrem Meister beobachtet. Weder ihre Geschicklichkeit noch ihre Schnelligkeit zählt hier: Der Meister beurteilt sie nach ihrem Kameradschaftsgeist, nach ihrer “fachlichen Bewusstheit” und nach dem Respekt, mit dem sie ihr Handwerkszeug behandeln. Wenn das Urteil positiv ausfällt, können sie zu gegebener Zeit zu großen Mönchen werden.

4) Nach dem Vorbild der kleinen japanischen Mönche können Sie auch Ihr Kind bitten, Ihnen im Haushalt oder im Garten zu helfen. Bitten Sie es nicht, viel zu machen, sondern, es gut zu machen. Fordern Sie es auf, die Gegenstände und Werkzeuge, die es benutzt, mit Respekt zu behandeln.

Einfachheit lehren

Wir sind noch immer beim Zen und folglich in Japan. Erzählen Sie Ihrem Kind die Geschichte über den japanischen Jungen: Er wohnt mit seinen Eltern in einem Häuschen mit einem winzigen Vorgarten. Obwohl dieser Garten so klein ist, findet man dort alles, was einen echten Garten ausmacht: winzige Bäume, genannt ***Bonsais*** (ihre Wurzeln und Äste werden geschnitten, um sie am Wachsen zu hindern). "Die Japaner haben nicht ihresgleichen, wenn es sich darum handelt, in jahrelanger geduldiger Chirurgie einem Baum, kaum höher als eine Hand, das Aussehen eines dreißig Meter hohen Riesen zu geben."[4] Es gibt auch einen Weg aus Steinplatten darin und ein Bächlein, das sich seinen Weg durch Kieselsteine bahnt.

Die Mauern des Hauses sind aus Holz, die Zwischenwände im Inneren aus Ölpapier. Diese Zwischenwände können übereinander geschoben werden.

4- Nicolas Bouvier, Das Leere und das Volle, a. a. O.

Das Kind schläft in seinem Zimmer auf einer Matte (***dem Futon***). Auf dem Boden liegen Strohmatten (***Tatamis***). Auf einem niedrigen Tisch steht ein schöner Gegenstand oder eine Blume. Auf dem Boden liegen Kissen als Sitzgelegenheit.

Alles ist aufgeräumt - nichts liegt herum. Die Anziehsachen, die Schuhe, die Bücher und das Spielzeug sind in einer Truhe verstaut.

"Du wärst überrascht", sagen Sie Ihrem Kind, "wenn du in dieses Haus kämst! Der japanische Junge besitzt nicht viele Sachen. Und er ist sehr glücklich. Er kann lesen, arbeiten und sich auf seine Arbeit konzentrieren, ohne dass er von etwas Unnötigem abgelenkt wird. In seinem Zimmer gibt es nichts Überflüssiges: nur das Nötigste! Und viel Platz zum Spielen!"

5) Fordern Sie Ihr Kind auf, sein Zimmer nach dem Vorbild des japanischen Jungen aufzuräumen. Im Zen sagt man, dass ein Ort mit Harmonie, Liebe und Respekt bewohnt werden muss.

Sinne fördern und Aufmerksamkeit üben

In den letzten Absätzen hat Ihr Kind gelernt, die Arbeit und das Handwerkszeug zu respektieren. Sie haben es gebeten, nicht vieles zu machen, sondern, das Wenige ***gut*** zu machen. Sie haben ihm Entspannung und die Grundzüge des Yoga beigebracht. Alles, was seine Aufmerksamkeit weckt und erfordert, dass es bewusst bei sich bleibt.

Sie können diese Erfahrungen noch ergänzen, indem Sie ihm beibringen, seine fünf Sinne zu schulen.

Die Übung besteht darin, das Denken zugunsten einer Empfindung aussetzen zu lassen. ("Der Europäer denkt zu viel", sagte ein Dogon-Meister einmal.)

Beobachten Sie ein Neugeborenes. Es lebt ganz in der Empfindung: in dem Vergnügen, Milch zu trinken, zu schlafen. Später wird es von seinem Spielzeug fasziniert sein, so sehr, dass es sich eins damit fühlt. Es spielt nicht; es *wird* gespielt.

Wenn es älter wird, wird es lernen, den Dingen Namen zu geben, dann wird es (es sei denn, es hat eine glückliche Veranlagung) sehr schnell die Empfindung zugunsten einer Etikette vergessen. Es wird sagen "eine Blume", ohne sie zu sehen, ohne ihre Schönheit zu genießen oder ihren Duft zu riechen.

Wenn das Kind bei dieser Neigung bleibt, zu ***benennen*** statt zu ***fühlen***, läuft es Gefahr, später als Erwachsener ein kleiner Intellektueller zu werden, der von seinen Empfindungen abgetrennt ist.

6) ***Das Spiel der fünf Sinne*** (oder der fünf Sinnesreize) beginnt man, indem man sich hinsetzt, die Augen schließt, sich entspannt und dann die fünf Sinne trainiert, aber nicht zufällig, sondern selektiv und ganz wissenschaftlich.[5]

5- Wissenschaftlich, weil dieses Spiel auf den Arbeiten eines Schweizer Wissenschaftlers, Dr. Roger Vittoz, beruht.

a) Das Kind setzt sich mit geschlossenen Augen hin. Sie bitten es, die Augen zu öffnen und sich den Gegenstand genau zu "merken", der sich vor ihm befindet. Es darf weder mit dem Blick abschweifen noch sich einen Gegenstand aussuchen - sondern es muss ganz einfach den vor ihm befindlichen Gegenstand intensiv betrachten. Die Übung ist kurz: nur dreißig Sekunden. Dann schließt das Kind wieder die Augen und geht zur nächsten Phase über.

b) Jetzt ist es "ganz Ohr", und nur das. Es versucht, den ersten Ton zu hören, der zu ihm gelangt: Das kann eine Stimme sein, ein Teil einer Melodie, ein Autogeräusch. Wie bei der letzten Übung darf das Kind sich nichts selbst aussuchen. Es erfasst den Ton. Einige Augenblicke lang ist es ganz auf sein Gehör konzentriert.

c) Sofort danach geht es weiter zur nächsten Phase: Seine Aufmerksamkeit richtet sich nun auf seine Nase, auf den Geruch, den Duft, mit dem seine Nase in Berührung kommt. Der Geruch von feuchter Erde auf dem Land? Essensgeruch? Oder nichts. Einfach nur Luft... die ebenfalls ihren Reiz hat.

d) Vierte Übung: der Tastsinn. Das Kind legt mit geschlossenen Augen die Hand auf den vor ihm befindlichen Gegenstand. Es unterscheidet zwischen warm und kalt, glatt und rau, hart und weich. Das kann die Jeans über seinen Knien sein, der Arm des Sessels - ganz gleich, was es ist.

Lassen Sie die Empfindungen in sein Auge, sein Ohr und seine Nase steigen, ohne Kommentare abzugeben. Die Übung wird schweigend ausgeführt. Jede Erfahrung dauert etwa 30 Sekunden.

e) Die fünfte Übung (Geschmackssinn) ist noch feinfühliger. Bitten Sie Ihr Kind, die Augen zu schließen und ein Stück Schokolade, eine Orangenscheibe oder ein kleines Stück Kuchen in den Mund zu nehmen. Bitten Sie es zu schmecken - den Gegenstand zu erkennen (dies für die Kleineren). Die Größeren können Sie die gleiche Erfahrung machen lassen, allerdings mit schwieriger erkennbaren Geschmacksrichtungen (aromatische Kräuter, exotische Früchte usw.).

7) Die folgende Übung wird mit geöffneten Augen durchgeführt - mit wirklich geöffneten Augen! Bitten Sie Ihr Kind, einen Gegenstand zu beobachten (vorzugsweise einen Stein, ein Insekt oder ein Blatt). Für die Buddhisten ist alles göttlich - Erde, Mineralien, Tiere, Pflanzen - und verdient, aufmerksam betrachtet zu werden. Bitten Sie es, eins mit dem Herzen des Gegenstandes zu werden.

Später, wenn Sie das Kind befragen, werden Sie erfahren, ob es sich an das Gesehene erinnert und es beschreiben kann.

8) Bringen Sie ihm bei, an seinem Blick zu arbeiten. Gehen Sie mit ihm ins Museum, und betrachten Sie ein Bild. Bitten Sie Ihr Kind zu "sehen" (und nicht, das Bild nur mit dem Blick zu überfliegen). Es darf nicht einfach nur ein Betrachter außerhalb des Bildes bleiben, sondern es muss sich so weit wie möglich in es hineinbegeben.

Zeigen Sie ihm das Bild bei der günstigsten Beleuchtung, um Spiegelungen zu vermeiden. Von Weitem, um die Komposition zu erfassen, von Nahem, um die Details zu bewundern. Machen Sie Ihr Kind auf die kräftigen Striche aufmerksam, die die Leinwand durchziehen, die unterschiedlichen Abstufungen, die Schönheit der Striche, den Zauber der Farben... und dieses zarte Rosa, neben dem jedes Schwarz fröhlich wird!

Das Leben ausschmücken

Das japanische Wort ***Ikebana*** bedeutet die Kunst, einen Strauß zusammenzustellen.[6] Das heißt auch, Blumen um ihrer selbst willen zu lieben und sie mit Rücksicht zu behandeln.

Der klassische Strauß besteht aus drei blühenden Pflaumen- oder Kirschzweigen - drei Ästen, die nicht einfach zufällig hergerichtet werden. Der erste steht senkrecht: Er symbolisiert den Himmel. Der zweite neigt sich zur Waagerechten: Er stellt die Erde dar. Zwischen diesen beiden verkörpert der dritte Ast den Menschen, den Vermittler zwischen Himmel und Erde. Diese drei Äste, den Regeln gemäß angeordnet, müssen den Eindruck eines einzigen Astes erwecken, der sich in drei Verästelungen aufteilt.

Der Strauß hat einen metaphysischen Sinn: Himmel, Erde, Mensch. Er kann auch einen ethischen Sinn haben: Dann werden statt Kirschblütenzweigen Äste mit Beeren genommen. Sie stehen für den Menschen, der den Ruhestand erreicht hat. Er lässt sein Berufsleben hinter sich, um sich der Kunst, Humanitärem oder dem Schreiben zu widmen. Die Beeren bedeuten, dass sein Leben noch Früchte tragen kann.

In Japan praktiziert man eine Kunst nicht nur aus reiner Liebe zur Kunst selbst, sondern auch für die spirituelle Klarheit, die sie mit sich bringt.

6- Oder genauer gesagt: "lebende Blumen ins Wasser zu stellen"

9) All das können Sie Ihrem Kind erzählen und es auffordern, einen "japanischen" Strauß zusammenzustellen. Es nimmt nur wenige Blumen, wählt aber jede nach Form und Farbe aus, bringt sie zur Geltung und behandelt jede, als wäre sie einzigartig. "Blumen mit der ihnen zustehenden Rücksicht zu behandeln verfeinert den Geist", sagte ein Zen-Meister einmal.

10) Zen - das wissen Sie - ist eine Schule der Einfachheit. Gibt es etwas Einfacheres als das ***Haiku***, dieses kleine Gedicht aus drei Zeilen, in dem aber Himmel und Erde im Käfig der Worte gefangen sind?

Bitten Sie die älteren Kinder, sich im Dichten von ***Haikus*** zu üben. Hier einige aus dem Japanischen übersetzte Haikus:

"Gesang der grünen Frösche
Dabei fällt ein Regenschauer
Auf das junge Blattwerk."

"Am Seil meines Brunnens
Hat sich eine Ackerwinde festgeklammert.
Gib ihr Wasser, mein Freund."

Oder dieses (mit sechs Wörtern):

"Alter Teich
Grüner Frosch
Geräusch von Wasser"

LA QUE
CULPA

Und mit vier Wörtern (und von einem Franzosen[7] gedichtet):

"Kopf
Leichter Gipfel
Kilimandscharo"

7- Georges Ribemont-Dessaigne, Dichter des Surrealismus

11) Schlagen Sie Ihrem Kind doch einfach einmal vor, ein Buch zu schreiben. Nicht irgendein Buch - sondern eine Geschichte über seine Oma (seinen Opa) oder über eine Person, die es liebt und beachtenswert findet.

Zuerst wird es sich in einen kleinen Reporter verwandeln.

Es wird seine Oma (seinen Opa) - natürlich unter der Voraussetzung, dass sie damit einverstanden sind! - voller Neugier, Liebe und mit einer Unmenge von Fragen ansprechen:

"Oma, erzähl mir, wie es bei dir in der Schule war! Stimmt es, dass du eine Uniform und eine Schürze anhattest? Hattest du einen langen Zopf (oder 'englische' Locken), und hat man dir beigebracht, wie man einen Knicks macht? ... Wie alt warst du, als du dein erstes Fahrrad bekommen hast? Und wie ist man von einem Ort zum anderen gekommen, wo es so wenig Autos gab?

Erzähl mir über das Familienhaus, wo du in den Sommerferien mit deinen kleinen Cousins gewohnt hast. Was habt ihr gespielt? Verirrte Kugel? Mit Knöchelchen? Mit Würfeln? Himmel und Hölle?... Und hast du *Die Kinderpost* gelesen?

Und Opa? Wie hast du ihn kennen gelernt?"

Als Nächstes wird Ihr Kind sich ans Schreiben *seines* Buches machen wie eine Biene, die Blütenstaub gesammelt hat und nun ihren Honig fabriziert. Schenken Sie ihm ein schönes, neues Heft - oder noch besser ein Album, in das es Fotos kleben und Bilder zeichnen kann.

Sagen Sie ihm deutlich, dass diese Arbeit Spaß machen und keine Schinderei sein soll. Natürlich ist es echte Arbeit. Der (vielleicht künftige) Schriftsteller handelt wie ein Bildhauer: Er arbeitet mit fließendem Stoff (Worten). Er muss sie sorgfältig auswählen und sie praktisch fest werden lassen. Mit seinem "Werk" (in diesem Fall der Biografie seiner Oma) wird Ihr Kind einige Wochen lang beschäftigt sein. Es ist eine produktive Arbeit: Ihr Kind wird entdecken, wie groß das Herz und das Erinnerungsvermögen seiner "Vorfahren" sind ("Ein sterbender Greis, das ist wie eine brennende Bibliothek", sagte mir einmal ein Freund aus der afrikanischen Volksgruppe der Dogon)... und wie viel Ausdauer nötig ist, um "ein Buch zu schreiben".

12) Schlagen Sie Ihrem ältesten Kind vor, seinen Stammbaum aufzuzeichnen. Machen Sie es darauf aufmerksam, wie viele Wesen geboren wurden, gelebt haben, sich begegnet sind, sich gekannt haben, sich geliebt haben..., damit IHR KIND auf die Welt kam - das nun seinerseits Ehre, Stolz und die Verantwortung, Mensch zu sein, in sich trägt.

Intuition fördern

Der Koan ist eng mit dem Zen verbunden. Diese kleine, rätselhafte Frage, die der Zen-Meister seinem Schüler stellt, scheint absurd zu sein (und ähnelt in gewisser Weise einem Rätselspiel).

"Du kennst den Ton, wenn eine Hand gegen die andere schlägt", sagt der Meister. "Doch was ist der Ton einer einzelnen Hand?"

Oder auch:

"Wer ist Buddha?", fragt der Schüler.
"Die Zypresse im Hof", antwortet der Meister.

Es gibt eine Antwort - sie ist offensichtlich. Der Schüler wird sie jedoch erst nach einer langen, sehr langen Suche finden, auf der er - vergebens! - alle logischen Möglichkeiten erschöpft hat und plötzlich ... die Intuition aufblitzt.

13) Schlagen Sie Ihrem Kind ein "Koan aus Papier" vor (das ist leichter!).

Die Kleineren bitten Sie, "ein Haus und einen Baum zu zeichnen", aber mit einem einzigen Strich, ohne den Stift abzusetzen und ohne zweimal über dieselbe Linie zu malen:

Startpunkt ➔

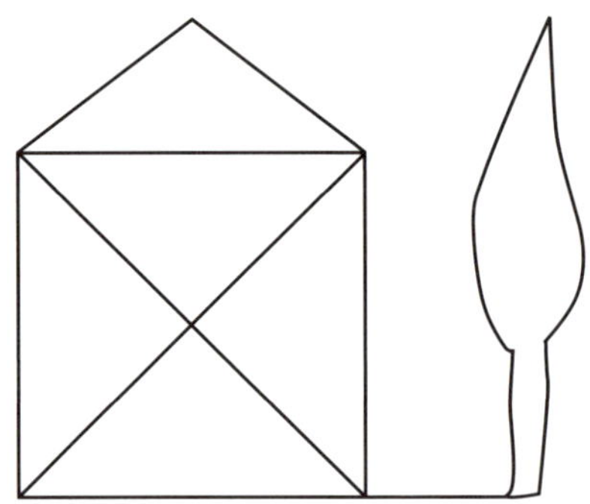

Für Ihr älteres Kind gibt es ein anderes kniffliges "Spiel"! Dabei geht es darum, neun Punkte mit vier geraden Linien zu verbinden, ohne dabei den Stift abzusetzen. (Andere Anweisungen gibt es nicht.)

Startpunkt ➔

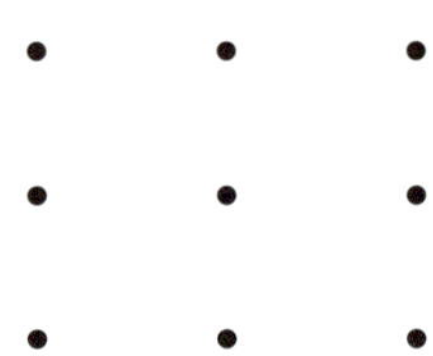

Wenn Ihr Kind gutwillig ist, wird es zahlreiche Versuche machen... um dann zu dem Schluss zu kommen, dass es unmöglich ist! Sagen Sie ihm, dass es sehr wohl möglich ist. Bitten Sie es, das "Spiel" im Gedächtnis zu behalten. Nach ein paar Stunden oder Tagen wird dann möglicherweise seine Intuition aufblitzen!

Wenn das Kind die Lösung gefunden hat, ist es in der Lage, ausgetretene Pfade zu verlassen, und besitzt einen bemerkenswerten Sinn für Kreativität. (Denselben Test können Sie auch mit Erwachsenen machen.)

Das Erlebte betrachten

14) Hat Ihr Kind Streit mit seinem Bruder? Mag es die Schule nicht? Findet es die Lehrerin "gemein"?

Geben Sie ihm ein großes Blatt Papier, und bitten Sie Ihr Kind, schwarz auf weiß, klar und deutlich und eins nach dem anderen alles aufzuschreiben, was es bedrückt oder ihm auf die Nerven geht, was es ärgert oder quält.

Dann geben Sie ihm ein zweites Blatt Papier. Bitten Sie Ihr Kind, sein Gedächtnis zu durchsuchen und diesmal alles aufzuschreiben, was es liebt, was es schön und gut findet, was ihm Freude und Glück bereitet.

Vergleichen Sie dann beide Blätter. Wenn auf dem zweiten mehr steht (was wahrscheinlich ist), machen Sie Ihr Kind darauf aufmerksam, dass Freude und Glück plus Glück und Freude insgesamt... ein glückliches Kind ergeben!

Kommen Sie dann auf das erste Blatt zurück (den Kummerkasten). Fordern Sie Ihr Kind auf, jede Zeile zu zerlegen, wie es ein Puzzle in seine Einzelteile zerlegen würde... "Warum ist die Lehrerin streng? Warum geht mein kleiner Bruder mir auf die Nerven? Weil er mir mein Spielzeug klaut? Weil er zu viel schmusen will?" In Einzelteile zerlegter Kummer schrumpft zu einer Winzigkeit...

Zu schreiben heißt, sich einem Freund anzuvertrauen. Und es ist ein Mittel, abzuschwächen, was zu Recht Kummer verursacht...

Belohnen statt Tadeln

15) Sie finden es beklagenswert, dass Ihr Kind schlechtes Deutsch spricht, schlimme Ausdrücke benutzt oder auf Fragen mit "Weiß nicht" antwortet.

Weisen Sie es darauf hin, dass "die Sprache zu Hause" schön ist und Respekt verdient. Und um es zu ermuntern, schenken Sie ihm jeden zweiten Tag... einen Euro! Immer wenn Ihr Kind dann etwas vergisst oder einen Fehler macht, muss es Ihnen zehn Cent zurückzahlen.

Die Methode ist selbsterprobt. Mein kleines Versuchskaninchen hat sich gerne dieser familiären Rechnungsführung unterworfen und hat Gefallen an diesem neuen Spiel. Es achtet auf seine Wortwahl... und füllt sein Sparschwein.

Ist das Zen? Ja. Denn "Zen leben" oder "Zen sein" heißt, stets und in allem der Schönheit den Vorrang zu geben.

Lösungen für die "Koans aus Papier"

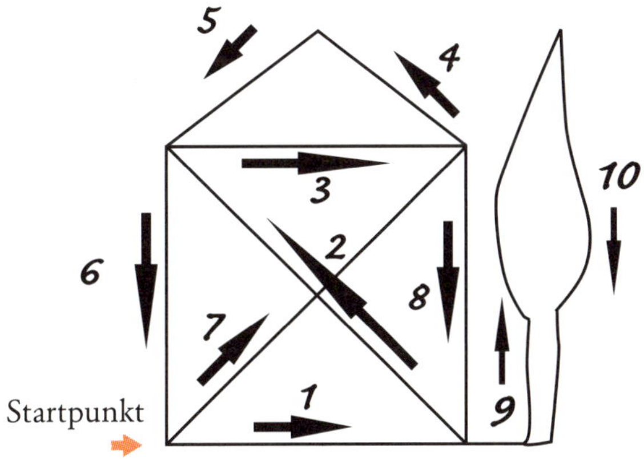

(1)

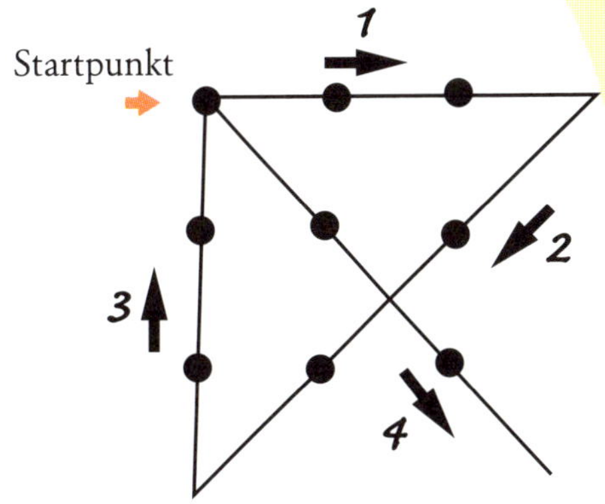

(2)

(1) In der Provence pflanzt man am Haus eine Zypresse, um den Wind singen zu hören.

(2) Mit Intuition gelingt es hier, den Rahmen und damit die "ausgetretenen Pfade" zu verlassen.

Kapitel 4

Das Yoga des Herzens

Die Hindus nennen jede Disziplin Yoga, die der spirituellen Entwicklung förderlich ist. Somit bedeutet Yoga die Einheit mit dem Guten - dem Göttlichen.

Ihr Kind hat bereits das Hatha-Yoga kennen gelernt (Kapitel 2). Es gibt aber noch andere Yoga-Arten, die ebenfalls für es geeignet sind.

Das Bakti-Yoga ist das Yoga des Mitgefühls, der Liebe. Diese Liebe richtet sich vor allem an Gott, umfasst aber auch das, was von ihm geschaffen wurde: Mensch, Natur, Tiere und Pflanzen. Mitgefühl wird als verinnerlicht betrachtet, wenn es spontan wird: Es ist ein Lächeln des Herzens.

Die dritte Yoga-Art, die für Ihr Kind in Frage kommt, ist das Karma-Yoga - das Yoga des selbstlosen Handelns, das dem Guten zugewandt ist. (Keinesfalls krampfhaftes, blindes Handeln.) Das Kind wird dieses Yoga spontan vollziehen, ohne Dank oder Lohn zu erwarten, einfach, weil "es so sein muss" - weil dies seinem Empfinden, seinem Gerechtigkeitssinn entspricht.

Sie können Ihr Kind darin schulen, für "das Gute" zu handeln. In der Praxis vermischen sich Bakti und Karma. Man kann nicht lieben, ohne gerne zu geben, und eine Gabe ohne Liebe hat nur geringen Wert.

Die fünf Blinden und der Elefant

Bevor Sie sich mit diesen Yoga-Arten beschäftigen, hier eine kleine Geschichte, die Ihrem Kind gefallen und es ermahnen wird, dass es, so weise es (im Yoga!) auch sein mag, nicht glauben darf, alles zu wissen!

Es ist eine Geschichte über fünf Blinde, die einem Elefanten begegnen:

"Es ist eine dicke Schlange", sagte der erste Blinde, als er den Rüssel ertastete.

"Es ist ein großer Kasten", sagte der zweite, als er über den Kopf des Tieres strich.

"Ihr irrt euch", sagte der dritte, der einen Fuß umfasst hatte. "Es ist etwas Großes... Es ist ein Baum."

Der vierte wich zurück und stieß einen Schrei aus: Er hatte sich an den Hörnern gestoßen. "Es sind große, spitze Messer", sagte er.

"Ihr irrt euch alle", sagte der letzte, der die Seiten des Tieres abgemessen hatte. "Es ist eine Mauer... oder ein Zaun."

"Wir glauben immer schnell, alles zu wissen", sagen Sie dann Ihrem Kind. "Aber die Welt ist riesengroß, die Menschen sind unzählbar und die Wissenschaft hat kein Ende. Du kannst niemals alles sehen, alles wissen, alles verstehen. Aber du kannst deine Augen und Ohren weit öffnen, die Welt mit Liebe betrachten. Dann gehört dir alle Schönheit und Zartheit der Welt... Aber vergiss nicht, bescheiden zu bleiben: Eingebildete und Hochmütige bekommen nie Freunde."

Wir beginnen mit dem Yoga des Herzens (Bakti und Karma), indem wir als Beispiel das Leben des Buddha betrachten. Buddha war kein Gott (obwohl man dazu neigt, ihn dafür zu halten). Er war ein junger Prinz, der in Indien lebte und wie jeder hochgeborene Inder Yoga praktizierte. "***Ein kleiner Junge wie du***", sagen Sie zu Ihrem Kind, bevor Sie ihm seine Geschichte erzählen.

Buddha (der zu jener Zeit noch Sakyamuni hieß) war dazu auserkoren, über das Reich der Sakya zu regieren, das in Nordindien an der Grenze zu Nepal lag. Das Reich war aber eigentlich nur ein kleiner Fleck in der Landschaft. Doch es mangelte ihm weder an Lebendigkeit noch an Charme. Durch die Straßen liefen Musiker, die Flöte und Zimbel spielten. Der Festzug wurde von Akrobaten und Tänzern begleitet. In der Dorfmitte, inmitten von Gärten, die von Hirschkühen und Pfauen bevölkert waren, stand ein Haus, das größer und verzierter war als die anderen: der Palast, in dem der kleine Prinz und seine Eltern wohnten.

Das Dorf war von einer Festungsmauer umgeben, und das Stadttor - das einzige Tor - war mit einem steinernen Fallgitter bewehrt. Denn jenseits der Stadtmauern erstreckte sich die magische und unheimliche Welt des Dschungels: Dort lebten Riesenpandas, Elefanten, Tiger - und auch Papageien, Affen und Schlangen.

Der Tiger ist ein Einzelgänger - aber Elefanten leben in Familien. Eine Elefantenfamilie kann (wenn sie verärgert ist) ein ganzes Dorf zerstören. Das Stadttor war daher mit Steinen bewehrt, um die Bewohner vor Tigern und Elefanten zu schützen.

Nachts war die Stadt erfüllt von den tausend Geräuschen des Dschungels.

Der kleine Prinz führte das Leben eines glücklichen Kindes. Nichts wurde unterlassen, um ihn zu unterrichten und zu unterhalten. Er lernte Tanzen, Singen und Musik, Reiten, Bogenschießen, Laufen, Kämpfen und Schwimmen und spielte mit gleichaltrigen Kindern Polo.

Der König - sein Vater - wusste, dass die Welt (die Welt des Dschungels und der Menschen) voller Gefahren und Prüfungen war. Um seinen Sohn zu schützen, sperrte er ihn ein.

Doch der junge Prinz langweilte sich... Und plötzlich wurde er neugierig - neugierig auf den Dschungel jenseits der Stadtmauern, und auf die große Stadt Kapilavatsu - die Hauptstadt eines benachbarten Reiches - die man mit dem Pferd in einem halben Tag erreichen konnte.

Eines Morgens bei Sonnenaufgang verließ Siddharta heimlich das Paradies und machte sich auf den Weg zur Stadt.

Warum sollten Sie mit Ihrem Kind nicht einmal über das Alter, über Krankheiten und den Tod sprechen? Es kennt sie. Es ist ihnen bereits begegnet. Wenn Sie über den Tod sprechen, reden Sie auch über die Vergänglichkeit. Alles endet einmal. Man badet nie im selben Wasser. Nichts ist von Dauer, und die schönsten Blumen sterben irgendwann. Die Erinnerung daran ist schön... wenn man großen Kummer hat! Prüfungen und Kummer dauern nicht ewig. Auch sie verschwinden wie alles Übrige.

Auf dem Weg nach Kapilavatsu erwartete der junge Siddharta Wunder, aber was er als Erstes sah, war eine alte Frau. Sie schleppte sich mühsam auf der Straße dahin, ihr Gesicht war runzlig, ihr Rücken krumm, ihre Arme ähnelten knorrigen Ästen.

Der junge Prinz war überrascht: Er hatte noch nie einen alten Menschen gesehen.

Ein Stück weiter erblickte er einen Mann, der in einem Graben schlief. Dem Mann schien es schlecht zu gehen. Sein Körper war von Wunden übersät.

Der junge Prinz hatte noch nie einen kranken Menschen gesehen.

Kaum war er in die Stadt gekommen, da musste er stehen bleiben, um einen Trauerzug vorbeizulassen. Auf einer Bahre lag eine Tote, um ihren Hals waren Blumenkränze gelegt, und sie war mit einem gelben Tuch bedeckt. Man trug eine junge Frau zu Grabe.

Der junge Prinz hatte noch nie einen toten Menschen gesehen.

Ratlos kehrte er zum Palast zurück. Aber er konnte nicht vergessen, was er gesehen hatte. So war also das Leiden das gemeinsame Los der Menschen: Niemand konnte zumindest Alter und Tod entkommen.

Der junge Prinz glaubte, dass es ein Mittel geben musste, um das zu vermeiden - oder zumindest das Leiden zu verringern - ein Geheimnis, das er sich vornahm aufzuspüren, damit alle Menschen Nutzen daraus ziehen konnten.

Dafür aber musste er den Palast endgültig verlassen.

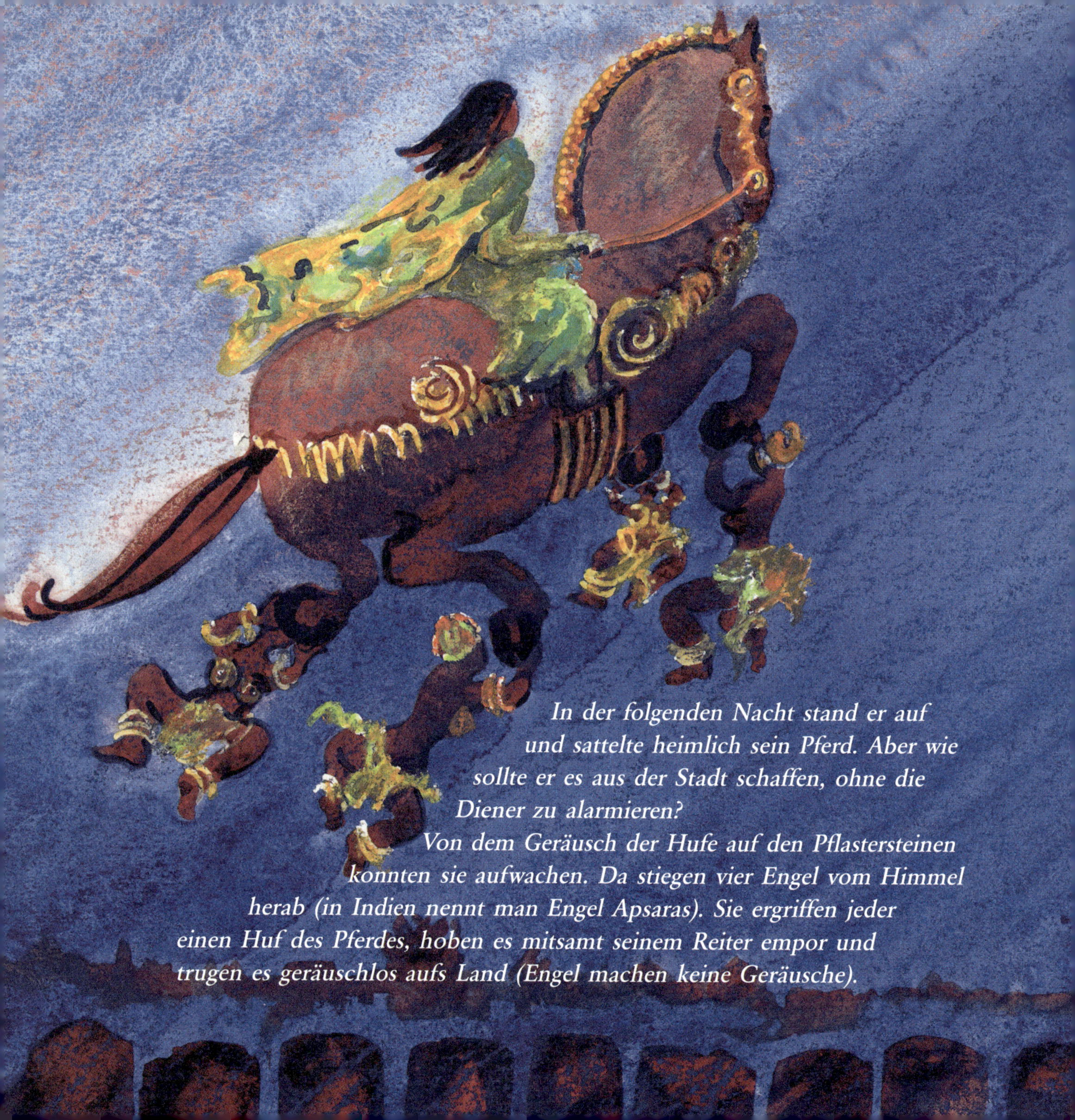

In der folgenden Nacht stand er auf und sattelte heimlich sein Pferd. Aber wie sollte er es aus der Stadt schaffen, ohne die Diener zu alarmieren?
Von dem Geräusch der Hufe auf den Pflastersteinen konnten sie aufwachen. Da stiegen vier Engel vom Himmel herab (in Indien nennt man Engel Apsaras). Sie ergriffen jeder einen Huf des Pferdes, hoben es mitsamt seinem Reiter empor und trugen es geräuschlos aufs Land (Engel machen keine Geräusche).

Siddharta ritt bis zum Morgengrauen. Dann sagte er seinem Pferd Lebewohl. (In jener Zeit verstanden die Tiere die Sprache der Menschen.) Das Pferd lief allein in seinen Stall zurück, und der Prinz ging zu Fuß weiter. Er begegnete einem Bettler; da zog er seine schönen Kleider aus und schenkte sie dem Bettler und nahm im Gegenzug dessen Kleider. Von nun an war er ein Mensch wie jeder andere, und sogar ärmer als die anderen.

Siddharta war bereit, zu Buddha zu werden.

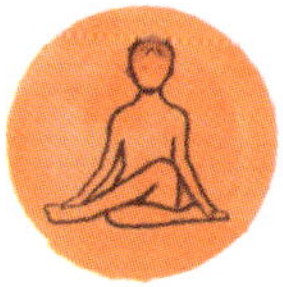

Vier Jahre lang lebte Buddha unter den **Saddhus** *(den Asketen). Dann setzte er sich unter einen Baum, tauchte in eine tiefe Meditation ein... und schwor, erst wieder mit der Meditation aufzuhören, wenn er "das Geheimnis" entdeckt hatte.*

Hier kommt nun die Geschichte von Ram mit hinein, die Sie Ihrem Kind nun erzählen:

Ram - erinnerst du dich an ihn? Der kleine Junge, der im Wald lebte und versuchte, das Pferd zu zähmen, das er im Traum gesehen hatte? Eines Tages spielte Ram am Bach, als er einen großen und schönen jungen Mann auf sich zukommen sah, der in einen orangefarbenen Umhang gehüllt war. Ram erkannte Buddha, von dem er schon gehört hatte.

"Buddha, verrätst du mir dein Geheimnis?"

Buddha hielt eine Blume zwischen den Fingern. Er schenkte sie dem Kind. Aber er sagte immer noch nichts.[8]

8- *Warum eine Blume? In den Augen Buddhas enthüllt sie das Rätsel des Seins, das Geheimnis des Lebens. "Sie war da, einfach, rein, stumm [...] wie ein Ding unter den Dingen, das die Anwesenheit des unsichtbaren Geistes hinter der allzu sichtbaren Materie ausdrückt." Jean Guitton, Gott und die Wissenschaft, dtv, 1998*

Im selben Augenblick berührte ein Schmetterling das Wasser, sein Flügel wurde nass und er fiel in den Bach. Ram sah seine verzweifelten Versuche, dem Tod zu entrinnen. Er nahm einen kleinen Zweig, hob den Schmetterling hoch und setzte ihn auf die Wiese. Der Schmetterling flatterte mit den Flügeln, wartete ein paar Minuten... und flog davon.

Buddha lächelte:
"Das ist gut. Du hast einen Schmetterling gerettet. Du warst 'sein' Buddha."

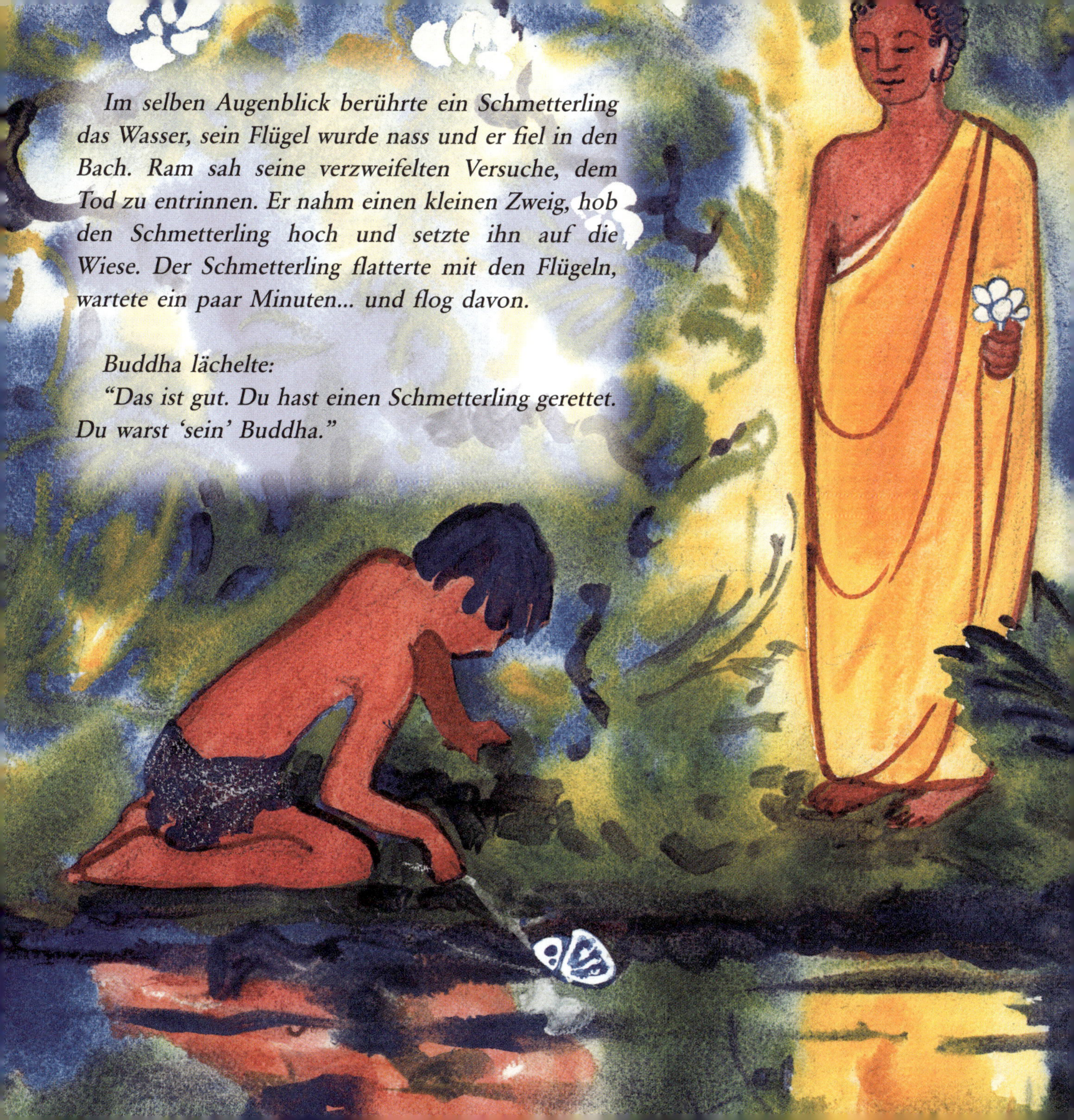

Ram machte große Augen. Er verstand nicht, was Buddha ihm damit sagen wollte.

"Willst du damit sagen, dass ich ein Buddha bin? So wie du?"

"Jeder von uns ist dazu berufen, ein Buddha zu werden... Auch du kannst ein Buddha sein... für eine Stunde, einen Tag oder einige Minuten..."

"Willst du damit sagen, dass ich 'Buddha spielen kann'?"

"Jeder kann Buddha werden. Es genügt, es zu wollen. Aber in der Zwischenzeit kannst du auch 'Buddha spielen'.

'Ein Buddha zu sein' heißt, denen die Hand zu reichen, die dich brauchen. Dazu braucht es nicht viel: jemanden beschützen, der kleiner ist, deiner Mama helfen, oder ganz einfach... lächeln. Wenn du das tust, bist du ein paar Minuten lang ein Buddha. Gerade hast zu einen Schmetterling gerettet. Da warst du 'sein' Buddha."

("Buddha zu spielen" ist kein Frevel. Buddha ist der Name des Asketen Sakyamuni, es ist aber auch ein gewöhnlicher Name, eine Art Beiwort. Der Begriff bezeichnet keine Person, sondern einen Zustand. "Ein Buddha ist" (wenn auch nur einige Minuten lang), wer für das Gute arbeitet. Man sagt, dass selbst ein Baum "ein Buddha ist", wenn er uns mit seinen Früchten ernährt oder uns mit seinem Schatten schützt.)

Der kleine Ram wohnte in einer Hütte nicht weit vom Bach entfernt. Seine Mutter erschien an der Tür und rief ihn, denn es war Essenszeit.

“Werde ich dich wieder sehen?”, fragte das Kind. “Ich würde dich gern wieder sehen.”

“Du wirst mich wieder sehen.”

Am Tag darauf ging das Kind an dieselbe Stelle zurück. Buddha war schon da.

“Erkläre mir, wie ich ‘Buddha spielen’ kann!”

“Du kannst zum Beispiel ‘der Buddha der Schnecken’ werden. Wenn du eine Schnecke siehst, die sich auf der Straße verirrt hat, wo sie Gefahr läuft, überfahren zu werden, hebst du sie auf und setzt sie sanft auf die Wiese, so wie du es schon mit dem Schmetterling gemacht hast.

Nun wirst du mir vielleicht sagen, dass eine Schnecke nichts Besonderes ist? Aber sie ist ein Lebewesen wie du, und sie liebt das Leben genauso wie du.

Du kannst auch ‘der Buddha der Blumen’ werden. Sie sind schön dort, wo sie wachsen, und sie sind so glücklich zu leben! Wenn du sie trotzdem pflückst, wirf sie nicht auf den Boden. Nimm sie mit nach Hause, stell sie ins Wasser und achte darauf, dass sie genügend Wasser haben, bis sie verwelkt sind.

In Indien sieht man nur selten, dass jemand im Vorbeigehen eine Blume pflückt. Man lässt sie lieber an dem Ort, an dem sie geboren wurde. Es gibt eine Geschichte über einen Sherpa, der mit einer großen Last auf die Berge stieg. Er bemerkte eine kleine Blume, die zwischen zwei Kieselsteinen dahinwelkte. Trotz seiner schweren Last kniete er nieder und gab der Blume das

Wasser, das in seiner Flasche war - obwohl es heiß war, der Weg noch weit war und er Durst hatte... 'Buddha zu sein' bedeutet genau das."

"Buddha, verrätst du mir dein Geheimnis?"

"Vergiss niemals, dass du ein kleiner Zauberer bist. Du hast große Macht: die, besser zu werden und die anderen glücklicher zu machen. Was das 'Geheimnis' angeht - das ist einfach. So einfach: ***Öffne deine Hände - und dein Herz -, um zu geben und zu empfangen.****"*

"Das mit den Händen ist einfach", erwiderte das Kind. "Aber das Herz?..."

Am nächsten Tag ging das Kind wieder an den Fluss, doch Buddha war verschwunden.

"Buddha zu spielen" kann albern erscheinen. Aber wenn Ihr Kind Gefallen daran findet, wenn es beharrlich ist, wenn es zu einer Gewohnheit wird, zu einem Reflex, wird die Tatsache, dass es "Buddha spielt", sein künftiges Leben bestimmen und ihn zum Guten hinlenken.

Das Leben wird ihm tausend Gelegenheiten bieten, sich darin zu üben - mit seinem Hund, seinen Kameraden, seinen Eltern, den Fremden, die ihm begegnen. Es wird anfangen, indem es "Gutes tut". Am Ende wird es vielleicht der Inbegriff der Güte sein. Dann (so ein Sufi-Text) "wird sein Gesicht ein Zeichen tragen, wird auf seiner Stirn ein Licht leuchten." Er wird zu einem Menschen, "der den anderen nahe steht, der stets respektvoll ist, taktvoll, entschlossen, nachsichtig gegenüber jenen, die ihn kritisieren, ehrerbietig gegenüber dem echten Freund."[9] So jemandem möchten wir begegnen. So jemand möchten wir gern sein...

9- Adaptation aus einem Sufi-Text: Anthologie du soufisme, Albin Michel

Ihr Kind soll sich nicht vom Ausmaß der Aufgabe entmutigen lassen.

Erzählen Sie ihm die Geschichte über den kleinen Jungen, der über einen Strand lief, auf dem unzählige Seesterne gestrandet waren. Vorsichtig sammelte er sie einen nach dem anderen ein und setzte sie wieder ins Wasser.

"Wozu soll das gut sein?", sagte ein alter Mann zu ihm. "Wozu soll das gut sein, dass du dir so viel Mühe machst? Hier liegen so viele gestrandete Seesterne herum! Wenn du ein paar davon rettest, was ändert das schon?"

Das Kind betrachtete den Seestern, den es in der Hand hielt:

"Für diesen wird sich alles ändern! Ich habe ihm ermöglicht zu leben!"

Ein Buddha zu sein beginnt mit einfachen Gesten.

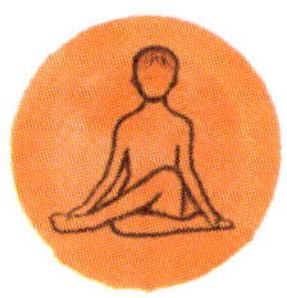

Schlagen Sie Ihrem Kind (5-8 Jahre) vor, ein "Buddha der Blumen" zu werden. Schenken Sie ihm eine Pflanze.

Sie zu gießen, zu beobachten, wie sie aufblüht, sie ihren Bedürfnissen entsprechend in die Sonne oder in den Schatten zu stellen, wird seinen Sinn für Schutz und Verantwortung entwickeln.

Schlagen Sie den Größten (wenn möglich) ein Haustier vor.

Das Leben wird ihnen (den Großen wie den Kleinen) noch viele andere Gelegenheiten bieten, Bakti oder Karma zu praktizieren - vorzugsweise beides.

Kapitel 5

Der Schatz der Stille

Es nützt nichts, Ihrem Kind Schweigen ***aufzuerlegen***... ihm, das dazu geboren ist zu spielen, zu reden, zu singen, sich "auszutoben".

Versuchen Sie allerdings, es nur in kleinen Dosen an das Schweigen heranzuführen. Das Spiel dauert weniger als fünf Minuten. Fünf Minuten... die eine große Offenbarung sein werden. Ihr Kind wird lernen, die Zeit auszuschalten, aus ihr hinauszutreten, jede Bewegung einzustellen.

Sie können Folgendes zu ihm sagen:

"Du setzt dich mit geradem Rücken hin. Deine Hände legst du auf deine Oberschenkel. Genau wie eine Schildkröte, die Füße und Kopf unter ihren Panzer steckt. Du schließt die Augen, stöpselst dir (symbolisch) die Ohren zu und unternimmst eine Reise in dein Inneres... Du achtest nicht auf deine Umgebung, sondern nur auf die Bewegung deiner Atmung und auf das beruhigende Geräusch der Luft, wenn sie in deine Nasenflügel ein- und wieder ausströmt... Du entdeckst die Stille - eine Stille, die niemandem etwas schuldig ist, weil sie in dir ist, und diese kleine Stimme, die in dir ist und die du noch nicht kennst..."

Diese Erfahrung wurde in einem Kindergarten durchgeführt. Die Kinder sind begeistert davon! Sie nennen es "Zazen machen."[10]

10- Das Wort Zazen bedeutet "schweigend in der Zen-Meditation sitzen"

Schlagen Sie den Jüngeren (4-8 Jahre) vor, “Schildkröte zu spielen”.

Auf diese Weise tut das Kind einen ersten Schritt (ein ganz kleines erstes Schrittchen!) auf dem Pfad des kontemplativen Lebens. Später, wenn es erwachsen ist, wird es sich vielleicht an diese Erfahrung erinnern und seine Suche nach Weisheit fortsetzen.

Nichts hält Sie davon ab - Sie -, ebenfalls “Zazen zu machen”. Die Richtung ändern. Auf die nach außen drängende Bewegung verzichten, die faszinierende Welt Ihrer inneren “Wüste” erkunden, in der Wünsche, Regungen, Träume miteinander verschmelzen...

Und als Abschluss können Sie Ihrem Kind dann die Geschichte über das kleine mutige Pferd erzählen, das (ohne es zu wissen) ebenfalls... ein Buddha war.

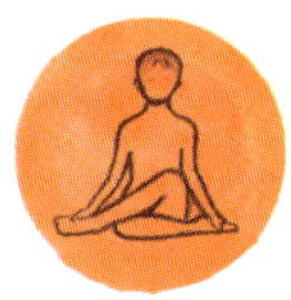

Einige hundert Jahre nach dem Tod Buddhas hörte ein in China lebender Mönch von jenem Buddha, der das Geheimnis des glücklichen Lebens entdeckt hatte. Er beschloss, sich nach Indien aufzumachen.

Es war eine lange und beschwerliche Reise. Er musste Wüsten durchqueren und Berge umwandern oder erklettern. Dafür brauchte er drei Jahre. In Indien traf er Schüler von Buddha und kaufte sich viele Bücher. Um genau zu sein, waren es keine Bücher (denn in jener Zeit gab es keine), sondern unhandliche Schriftrollen. Es waren 60 Stück, und der Mönch konnte sie nicht alle auf dem Rücken tragen.

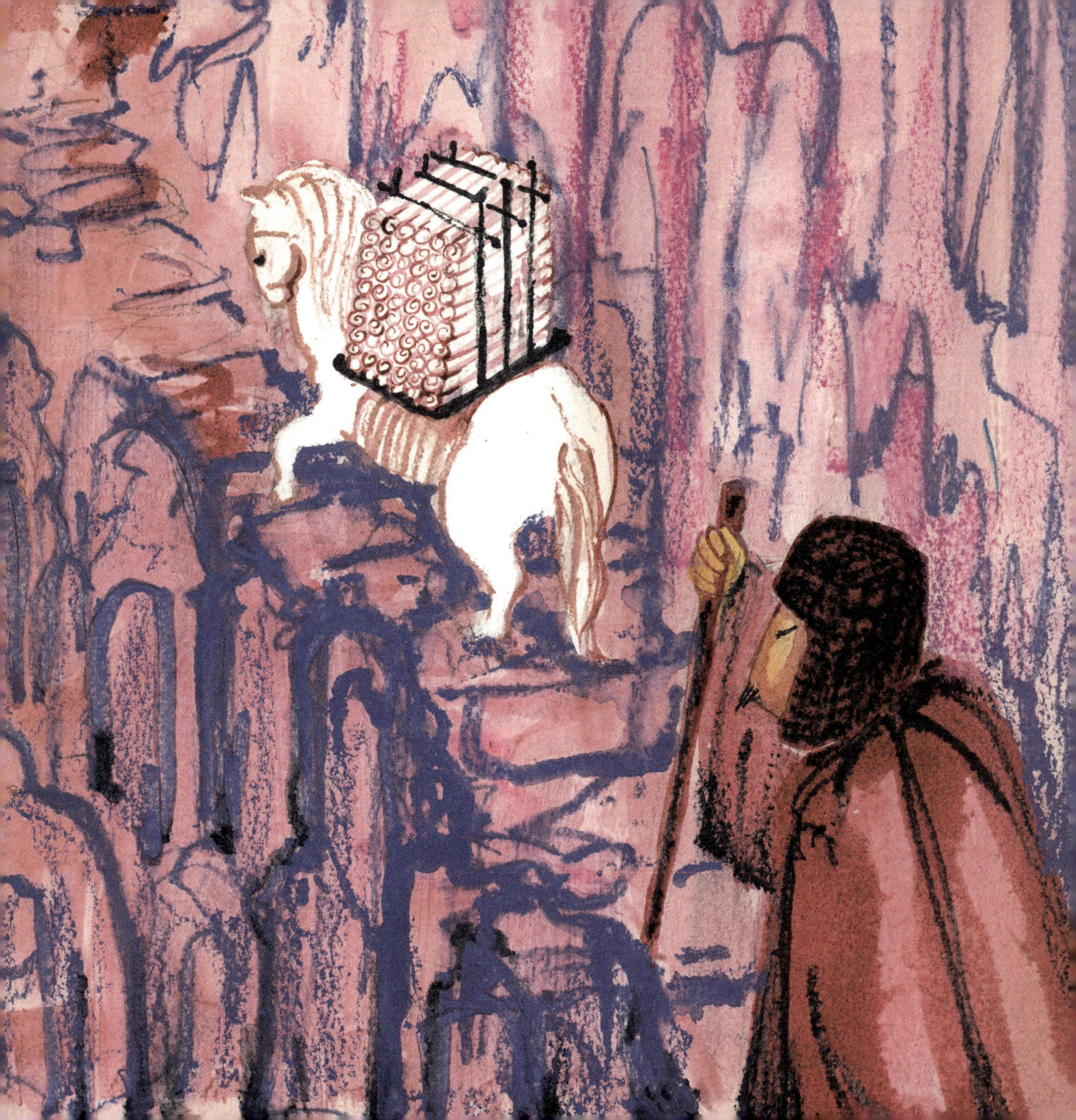

So suchte er sich einen Gefährten aus, ein hübsches kleines weißes Pferd. Der Mann ging zu Fuß, das Pferd trug die Schriftrollen.

Um nach China zurückzukehren, mussten sie noch einmal (aber diesmal waren sie zu zweit) durch die Wüste laufen, die Berge umwandern oder erklettern und Flüsse überqueren. So eine Überquerung ist ein gefährliches Unternehmen: Man benutzt dabei Rinderhaut in Form eines Bootes oder ein Seil, das über den Fluss gespannt wird.

Die Reise dauerte abermals drei Jahre. Als das kleine Pferd in Sichtweite der Hauptstadt (Loyang) kam, war es so erschöpft, dass es starb. Aber es wurde nicht vergessen...

So gelangte der Buddhismus nach China. Die Mönche, die die Bücher bekamen, waren dem kleinen mutigen Pferd dankbar und bauten eine Stupa, um seinen Leichnam zu bewahren. Eine Stupa sieht aus wie eine große umgedrehte Schale mit einem Pfeil auf der Spitze, und alles ist aus Gold und so hoch wie ein Haus! Neben der Stupa errichteten die Mönche ein Kloster, das man das "Kloster des weißen Pferdes" nannte, und so heißt es noch heute.

Einige Jahre später unternahm ein weiterer Mönch - dieser stammte aus Indien - die Reise in die umgekehrte Richtung: Er verließ Indien, um China zu erreichen. Er war ein strenger Mönch mit dicken Augenbrauen, einem langen schwarzen Bart und durchdringenden Augen. Man nannte ihn Bhodidharma.

Wie das kleine Pferd wollte er die Hauptstadt erreichen, aber auf seinem Weg verletzte er sich an einer Felswand. Er setzte sich vor den Felsen hin, und die Legende erzählt, dass er dort sitzen blieb... neun Jahre lang!

Was er dort machte, war einfach: Er machte dasselbe wie du - wie die Schildkröte, die Kopf und Füße unter ihren Panzer steckt. Wie du schloss er die Augen, stöpselte sich die Ohren zu und unternahm eine Reise in sein Inneres...

Dieser Bhodidharma war ein komischer Kerl. Irgendjemand behauptete, ihm in den Bergen begegnet zu sein, doch da war er schon lange tot. Er war nach Indien zurückgekehrt. Er ging barfuß, denn er hatte nur einen Schuh dabei, den er in der Hand hielt. Man öffnete seine Grabstätte. Sie war leer, aber man fand einen Schuh darin, es war der, den er vergessen hatte.

Ihr Kind wird Sie vielleicht fragen, wie ein Mann, den man seit langem für tot erklärt hat, aus seinem Grab kommen kann, um barfuß in den Bergen herumzuklettern, mit einem Schuh als einzigem Gepäck...

Ihr Kind denkt logisch; es ist ein kleiner Kartesianer. Sie können ihm erklären, dass Heilige und Weise (und der Mann mit dem Schuh war ein solcher) manchmal die gewöhnlichen Gesetze übertreten können, dass die Welt, in der wir leben, noch einige Geheimnisse in sich birgt und dass es ihm eines Tages zusteht, diese unbekannten Gebiete zu erforschen und das Unsichtbare zu entschlüsseln, wenn es den Wunsch dazu hat.

Es sei denn, dass Sie ihm sagen (das ist einfacher!), dass dies nur eine Legende ist...

Anstelle eines Nachworts...

Mit 19 Jahren lehrte Mariane Kohler an einer winzigen Schule: Sie befand sich in der Nähe von London und hatte etwa 20 Kinder als Schüler. Alles darin war für sie überraschend und neu! Die Schule, die von einer Freundin und Schülerin Gandhis gegründet worden war, war wie ein Ashram aufgebaut.

Diese Erfahrung ermöglichte es Mariane, Kinder "mit anderen Augen" zu sehen.

Anstelle eines Nachworts veröffentlichen wir hier ihren Bericht über diese Erfahrung, einen Auszug aus ihrer spirituellen Autobiografie: *Voyages au pays de la Sagesse* (Flammarion, 1998).

Es war der 19. September, und ich wurde an diesem Tag 19 Jahre alt. Dieses Zusammentreffen passiert nur einmal im Leben: Die Engländer nennen es "the happiest birthday".[11]

Ich hatte diesen Geburtstag aller Geburtstage damit verbracht, durch die verschlungenen Straßennetze des Stadtrandgebietes von London zu fahren. Um sieben Uhr abends erreichte ich schließlich mein Ziel: eine hügelige Gegend in der Nähe von Tumbridge Wells, wo sich ein Dorf, East Grinstead, in die Landschaft schmiegte, und ein paar Kilometer weiter, an der Straße von Brighton – die Straße, auf der ich alleine mit meinem Gepäck unterwegs

11- Der glücklichste Geburtstag

war – stand ein altes, dicht mit Efeu bewachsenes Haus: Bracken-Hill School (ein poetischer Name: “Schule des farnbewachsenen Hügels”).

Die theosophische Gesellschaft hatte mir diese Schule genannt. Ich hatte sie angeschrieben. Man hatte mir geantwortet, man bräuchte eine Französisch-Lehrerin. Ich sollte am 19. September vorstellig werden.

Es war mein 19. Geburtstag.

Die Schule war nicht groß. Sie beherbergte etwa 20 Kinder. Später fand ich, dass das Haus unter all dem Efeu einer dicken Henne ähnelte, die ihre Federn aufplustert und die Flügel ausbreitet, um ihre Brut zu schützen. Die beiden Flügel waren zwei offene Schuppen, die als Schlafsäle dienten. Dächer auf Pfählen, die im Park verteilt waren, beherbergten die Klassenzimmer.

Bracken-Hill war in der Tat eine Schule unter freiem Himmel. Außerdem war sie eine vegetarische Schule. Die Gründerin hatte lange Zeit in Indien gelebt. Bei ihrer Rückkehr hatte sie sich diesem Haus verschrieben, in das sie Kinder aus den stark bevölkerten Londoner Vierteln aufnahm. Ich glaube sogar, es waren verlassene Kinder. Während der drei Monate, die ich in der Schule verbrachte, sah ich jedenfalls kein einziges Mal ein “Elternteil”.

Lehrer und Schüler lebten dort ein freies Leben, das allerdings nach einem sorgfältigen Zeremoniell ablief. Jeden Morgen gingen wir in Gruppen in die “Kapelle”. Das Innere dieser “Kapelle” war als “Meditationssaal” gestaltet. Später lernte ich andere “Meditationssäle” kennen, in denen fast immer eine große Buddha-Statue zu finden war. In Bracken-Hill allerdings gab es kein Abbild irgendeiner Gottheit. Der Raum war im hinteren Teil mit einer Art Altar möbliert, auf dem Tag und

Nacht eine ewige Flamme brannte. ("Diese Flamme", sagte man mir, "symbolisiert die Liebe, die wir unseren Mitkreaturen entgegenbringen.") Jeden Tag wurde der Altar mit Blättern und Blumen geschmückt. Große Fenster öffneten sich auf eine Landschaft, die schien, als hätten Naturvölker sie gemalt: eine mit Boqueteau befleckte Wiese, sanfte Hügel, auf denen die Farne mit der Zeit den Farbton von Altgold annahmen. Auf die Wände waren Sätze geschrieben, die mir genau im Gedächtnis geblieben sind, da ich sie so oft immer und immer wieder las:

"Gott ist näher als euer Atem, näher als eure Hände und Füße."

Und unter einer Reproduktion des Abendmahls stand:

"Tut es Christus nach. Nehmt euer ganzes Leben, zerbrecht es und gebt davon zum Wohl eurer Nächsten." (*"Take your whole life, and break it, and give it for the good of others."*)

Wir gingen in Gruppen in diese Kapelle: Die Kinder, der *Staff* (das heißt die Lehrer), die Bediensteten und ich. Wir wurden von Peter begleitet. Peter war ein streunender Hund, den die Kinder aufgenommen hatten. Er hatte überall seinen Platz, wo die Kinder waren. Er richtete sich in ihrer Nähe ein, auf blauen Leinenkissen, die auf dem Fußboden lagen. Man betrachtete ihn wie eine wirkliche Person.

Die Direktorin trat ein. Sie war eine sehr alte Frau, mindestens 80 Jahre alt. Sie war blind, und das beeindruckte mich sehr, denn sie erkannte die Kinder an ihrer Stimme, nannte sie beim Vornamen. Jeden Morgen richtete sie einige Worte an sie: Sie erzählte ihnen Legenden aus allen Ländern. Oft sprach sie über Gandhi, bei dem sie gelebt hatte. Sie unterhielt sich mit den Kindern über wirtschaftliche und sogar politische Probleme und gab ihnen - und uns - eine Art "Presseschau". Dann mahnte sie die Kinder, Andacht zu halten, während sie über die kleinen Chinesen nachsann, die von Hungersnöten dahingerafft wurden, oder an die Verantwortung "unserer Regierung", die in jener Zeit mit Streiks zu kämpfen hatte.

Es war mir unmöglich, meine Aufmerksamkeit zu konzentrieren, zu beten oder in der Öffentlichkeit Andacht zu halten. In der dunkelsten Ecke des Raums stehend beobachtete ich an die Wand gelehnt die Kinder, die in meiner Obhut waren. Sie saßen im Schneidersitz auf ihren Kissen (ich habe noch nie gesehen, dass Schneider so ihre Beine verschränken, außer vielleicht in Grimms Märchen), mit geradem Rücken, erhobenem Kopf, geschlossenen Augen, Händen auf den Knien, Handflächen nach oben, wie um ich weiß nicht was vom Himmel zu empfangen. (Abends bemühte ich mich, sie zu imitieren. Ich kehrte oft allein in diese Kapelle zurück, wenn meine Aufgaben mir ein wenig freie Zeit ließen. Es war ein vollkommen friedlicher Ort: Ich träumte und meditierte dort.)

Die Kinder sangen:
Praise to the Holiest in the height.
("Lobpreis dem Heiligsten im Himmel")
And in the depth be praised...
("Und sei gelobpreist bis in die Finsternis...")

Ich liebte ihre hellen Stimmen. Sie sangen noch, während sie aus der Kapelle traten, aber sobald sie draußen waren, schüttelten sie sich und wurden wieder wie alle anderen Kinder. Dann gab es einen Ansturm auf den Speisesaal, wo das üppigste aller "Breakfasts" serviert wurde: Milch, Eier, Frühstücksflocken, Früchte, Körbe voller Walnüsse, Mandeln und Haselnüsse und große Schalen randvoll mit Rohrzucker und Honig.

Der Vormittag war recht anstrengend für mich. Ich war überhaupt nicht dazu berufen, Französisch oder sonst irgendetwas zu lehren. Die Kinder gehorchten mir nicht und wollten nichts von mir lernen. Ich bemühte mich – ohne Erfolg –, irgendein Spiel zu erfinden oder einen Zauber, mit dem ich ihre Aufmerksamkeit gewinnen konnte.

Der Unterricht in Bracken-Hill ähnelte dem, was allgemein als "neue Methoden" bezeichnet wird. Er unterschied sich vom traditionellen Unterricht insofern, als man wesentlich mehr darauf bedacht war, die Beobachtungsgabe der Kinder zu entwickeln, statt ihnen den Kopf mit allen möglichen verwirrenden Begriffen voll zu stopfen. So nahmen das Sammeln von Pflanzen und die Beobachtung von Tieren, Vögeln und Insekten einen großen Stellenwert ein. Jedes Kind arbeitete an einem Thema, das es sich seinen persönlichen Interessen gemäß ausgesucht hatte. Es stellte seine Unterlagen zusammen, indem es frei aus allen Enzyklopädien und Büchern Informationen sammelte. Manchmal war das Thema zu umfassend für einen einzigen Verfasser; dann teilten sich mehrere Interessierte die Aufgabe und arbeiteten im Team. Oft wurde ein Kunstgegenstand mitgebracht, der dann einige Tage lang in der Klasse ausgestellt wurde. Die Kinder notierten die Gedanken, die ihnen dabei in den Sinn kamen.[12] So wurde beispielsweise *Der Denker* von Rodin ausgestellt. "*Ich denke, dass er denkt, dass er denkt*", schrieb ein kleines Mädchen. "*Er denkt, dass er gerne ein Flugzeug bauen würde.*"

Nachmittags begleitete ich die Kinder auf einem großen Spaziergang über die Hügel. Wir liefen durch trockenen Farn, der uns an den Waden kratzte. Abends gab es immer noch einen kostbaren Augenblick, wenn wir uns alle in der Kapelle versammelten (zusammen mit Peter, der mit seiner

12- Eine Erfahrung, die Sie mit Ihrem Kind ebenfalls ausprobieren könnten.

samtigen Schnauze auf den Pfoten vor sich hindöste, und der kleinen Altarflamme, die in seinen rotbraunen Augen glitzerte).

Es gab Momente der Stille, der Andacht, der Gebete; Gedanken, die wie leichte Eintagsfliegen davonflogen, und jene "abendlichen Lobgesänge", die ich wunderschön fand (vielleicht weil ich nur schlecht Englisch verstand):

Grant us Thy peace, Lord through the coming night...
"Herr, gib uns deinen Frieden in der kommenden Nacht
Verwandle die Finsternis für uns in Licht
Schütze deine Kinder vor Bösem und Gefahren
Denn Finsternis und Licht sind für dich dasselbe..."

Wenn die Kinder schlafen gegangen waren - wenn jedes in seinem kleinen Bett lag und einen Gutenachtkuss bekommen hatte - ging ich in Miss Rogers' Zimmer. Wir entzündeten ein Kaminfeuer und grillten Kastanien.

Ich liebte Miss Rogers. Sie war eine große Frau - aber nicht außergewöhnlich groß - mit einem weißen Gesicht, das von schwarzen Bändern umrahmt war. Ich glaube, dass niemand außer mir sie hätte hübsch finden können. Ich fand sie hübsch, wegen dieser Ausgeglichenheit, die aus ihrem Wesen strahlte. Ich setzte mich zu ihren Füßen hin. Ich streichelte ihre Hände und schmiegte mich an ihre Knie. Sie nannte mich "die kleine Wildziege" - weil ich nichts mehr liebte als in den Hügeln herumzulaufen. "Nun, meine kleine Wildziege", sagte sie zu mir, "wo bist du heute herumgeklettert?"

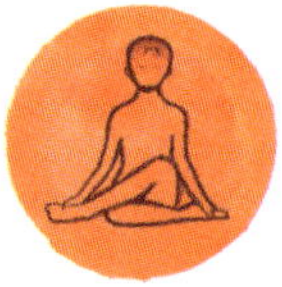

Meine Erkundungen in Bracken-Hill erstreckten sich auch auf Bücher. Ich entdeckte Teosophen, die mir nur schwer verständlich waren. Miss Rogers versuchte nie, mich zu belehren, und schon gar nicht, mich ideologisch zu beeinflussen. Sie richtete ihre Antworten nach den Fragen, die ich ihr stellte, und stellte sich dabei ganz auf meine Bedürfnisse ein.

“Man muss jedes Leben respektieren”, sagte sie zu mir, “denn in jedem Leben, so schlicht es auch sein mag, im Menschen, im Tier wie in der Pflanze, versucht der gleiche göttliche Funke, die Materie umzuwandeln und zu Gott zurückzukehren.”

Ich hatte das Glück, nicht in einem zu starren Formalismus erzogen worden zu sein. Daher nahm ich abgeklärt die Aussage auf, dass Gott überall war, in jedem Wesen und jedem Gegenstand.

Im Leben von Miss Rogers gab es ein Geheimnis. Ich wusste, dass sie in einem Orchester mitgespielt hatte. Sie hatte ihr geliebtes Violinespiel aufgegeben - und anscheinend auch den Kapellmeister -, um sich ganz den Kindern zu verschreiben. (“Nehmt euer ganzes Leben, zerbrecht es und gebt davon zum Wohl eurer Nächsten...”) Ich sagte ihr, dass ich niemals den Mut gehabt hätte, auf etwas zu verzichten, was ich mehr als mein Leben liebte.

Sie beruhigte mich, indem sie mir sagte, dass Gott wahrscheinlich nicht so viel von mir verlangen würde.

Um zehn Uhr abends war ich todmüde. Ich ging hinauf in mein kleines Zimmer, das sich ganz oben unter dem Dachstuhl befand. Der Efeu war so dicht, dass er durch das Fenster hereinwuchs und an der Wand entlangrankte. Um das Fenster zu schließen, hätte man ihn abschneiden oder abreißen müssen. Ich weigerte mich, das zu tun, weil auch dieses Leben schön war und weil es von Gott kam.

So opferte ich den Theosophen mein Fenster, das Tag und Nacht geöffnet war, trotz Nebel und Regen. Das Zimmer war unbeheizt. Ich legte immer so schnell wie möglich meine Kleidung ab und rollte mich in mein Bett, wo ich bis zum nächsten Morgen vor mich hinschlotterte. Aber ich liebte mein Leben in dieser Art Ashram, das Bracken-Hill School war. Ich war noch nie so glücklich gewesen.

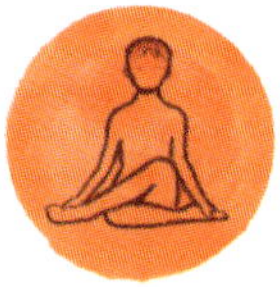

Von meinem Fenster aus sah ich die Straße von Brighton. Auf der Straße fuhren Autos. Ihre Scheinwerfer blitzten kurz auf, bevor sie in der Nacht verschwanden.

24 Seiten, 20 x 20 cm broschiert, 4farbig
€ [D] 9,90
ISBN 978-3-89845-146-8

Kat Radall

Yoga für kleine "Yogis"

Die wichtigste Phase im Leben ist nicht das Universitätsstudium, sondern die erste Zeit – die ersten sechs Lebensjahre ... Und wer Yoga bereits als Kind lernt, wird später im Leben erheblich weniger Probleme haben, sein inneres Gleichgewicht zu finden bzw. aufrecht zu erhalten.

"Yoga für kleine Yogis" ist ein kreativer Ansatz für den Umgang mit den klassischen Yoga-Haltungen. Dieses Buch bietet durch die Kombination von Naturbeobachtung, Sprache und Affirmationen eine neue Möglichkeit für Kinder, ihre eigene, spielerische Welt des Yoga zu entwickeln.

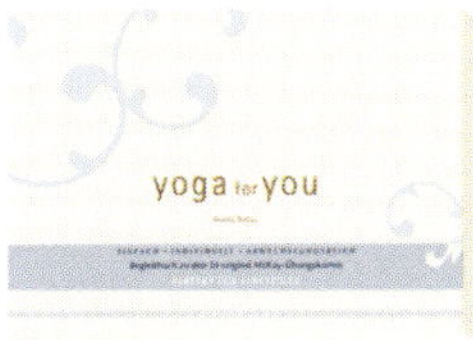

24 Karten, Format 10 x 16 cm
100 Seiten Begleitbuch
€ (D) 22,00
ISBN 978-3-89845-137-6

Annika McKay

Yoga for You – Perfekt für Einsteiger

mit den original McKay-Übungskarten

Einfach – abwechslungsreich – individuell! Mit der Buchreihe YOGA for YOU und den original McKay-Übungskarten werden viele interessierte Menschen die wohltuenden Möglichkeiten moderner Yoga-Techniken sehr praxisnah kennen lernen. Speziell für das Üben zu Hause wurden die Übungskarten entwickelt, mit denen sich jeder seine ganz individuellen Trainingsprogramme zusammenstellen kann. Kein lästiges Blättern in Büchern während der Übungssequenz, sondern einfach vor Beginn die gewünschte Übungsfolge zusammenstellen, die entsprechenden Karten auswählen und ohne Unterbrechung entspannt die gesamte Übungssequenz harmonisch durchführen. Yoga tut einfach gut!

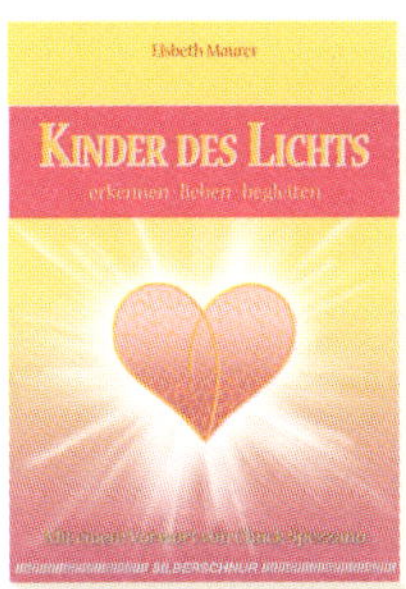

ca. 368 Seiten, broschiert,
€ [D] 16,90
ISBN 978-3-89845-220-5

Elsbeth Maurer

Kinder des Lichts

Erkennen – Lieben – Begleiten
Mit einem Vorwort von Chuck Spezzano

Es gibt eine neue Generation von Kindern. – Diese Kinder sind einzigartig. – Diese Kinder verstehen wir nicht. – Diese Kinder brauchen aber unsere Hilfe und Unterstützung. Viele der Kinder, die jetzt auf die Erde kommen, sind "alte Seelen" und hier, um mitzuhelfen, die Welt zu verändern. Sie sind wie der neueste Computer, das neueste Auto, das neueste Etwas. Doch wenn wir sie in der alten Art und Weise behandeln, werden sie nicht all ihre neuen Talente nutzen können, die sie mit auf die Erde gebracht haben – lernen Sie daher, mit ihnen umzugehen, sich mit ihnen zu verbinden, sie wirklich zu verstehen, sie richtig zu "erziehen" und so diese enorme Chance zu nutzen. Die KINDER DES LICHTS kommen rechtzeitig an einem wichtigen Wendepunkt, sie sind Herolde und Boten des kommenden Zeitalters – schließen wir uns ihnen an.

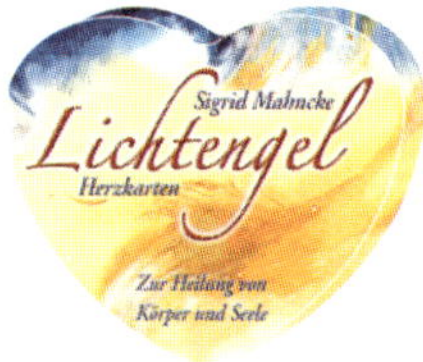

49 farbige Herzkarten
€ [D] 13,20
ISBN 978-3-89845-208-3

Sigrid Mahncke

Lichtengel

Zur Heilung von Körper und Seele

Die Lichtengel bringen Heilung für Körper und Seele und breiten ihre Flügel wie einen schützenden Mantel der Liebe über dir aus. Allein indem du dich in die Energien der visionären und sanften Engelbilder vertiefst, wirst du fast augenblicklich zur Ruhe kommen – und in der Lage sein, dich auf den wesentlichen Kern deines Lebens besinnen zu können…

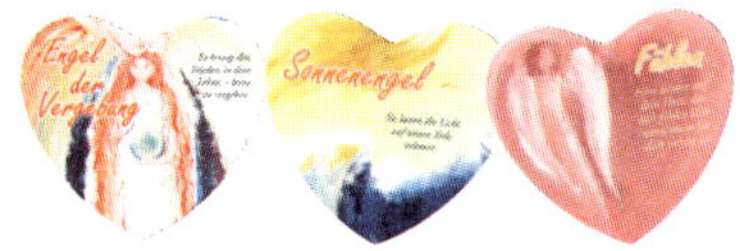

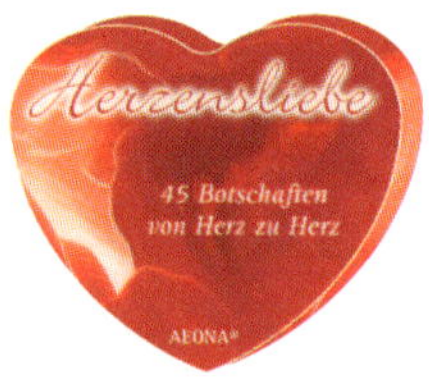

49 vierfarbige Herzkarten
€ [D] 13,20
ISBN 978-3-89845-184-0

AEONA®

Herzensliebe

45 Botschaften von Herz zu Herz

Die stärkste Kraft im Universum ist die Herzensliebe - und AEONAS® Herzkarten möchten an diese ursprüngliche Schöpfungsenergie erinnern. Die lichtvollen Bilder mit den liebevollen Texten öffnen und berühren die Herzen und erwecken den Wunsch, die Herzensliebe zu leben, um den Sinn und das Ziel der Menschheit zu erfüllen.

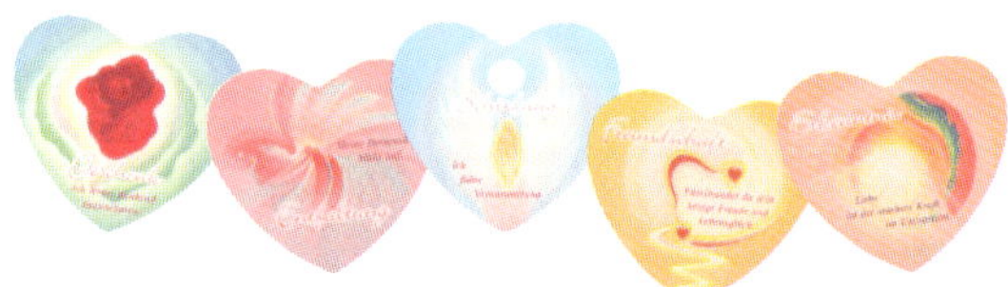

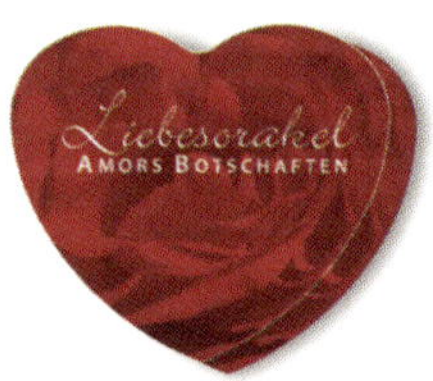

44 Karten,
Format 10 x 8,5 cm
€ [D] 14,90
ISBN 978-3-89845-120-8

Toni Carmine Salerno

Liebesorakel – Amors Botschaften

Ein Bild sagt mehr als tausend Worte – nach diesem Motto wurde auch das Kartendeck aus Reproduktionen der visionären Bilder des Künstlers Toni Carmine Salerno gestaltet. Mit 44 bewegenden Karten, die inspirieren und Führung in Herzensangelegenheiten anbieten, umfasst es all die vielen verschiedenen Aspekte von Liebesverbindungen und bietet überdies einen intuitiven Zugang zur Arbeit mit Beziehungen.
Das Kartendeck kann allein oder zu zweit gespielt werden.

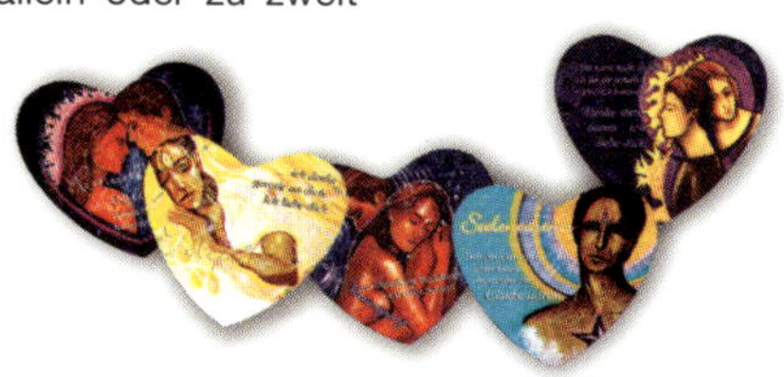

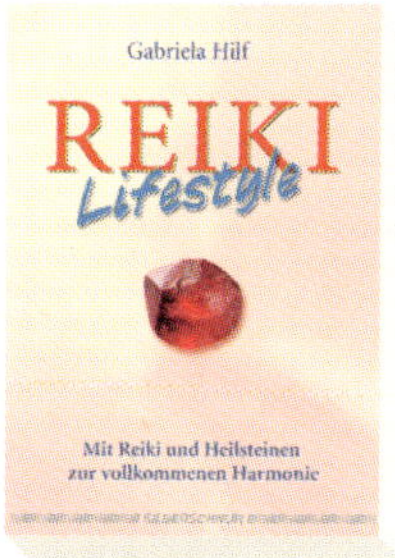

216 Seiten, broschiert
mit vielen Abbildungen
€ (D)12,90
ISBN 978-3-89845-218-2

Gabriela Hilf

Reiki-Lifestyle

Mit Reiki und Heilsteinen zur vollkommenen Harmonie

Die Kinder durchlaufen die Hochphase der Pubertät, der Hund hat das zentrale Stromkabel durchbissen und der Göttergatte baut gerade mit beispiellosem Geschick die Garage zum Anglertreff um… Gabriela Hilf lässt uns in ihrem dritten Buch wieder an amüsanten Episoden aus ihrem Familienleben einer berufstätigen Mutter teilhaben, die mit den magischen Kräften der Edelsteine und der harmonisierenden Wirkung von Reiki so manche Krise bewältigt. Quasi nebenbei vermittelt sie äußerst hilfreiche Praktiken, um die sanfte Kraft von Heilsteinen und Reiki praxisnah anzuwenden… Ein ideales Buch für Einsteiger und bereits praktizierende Reikianer.

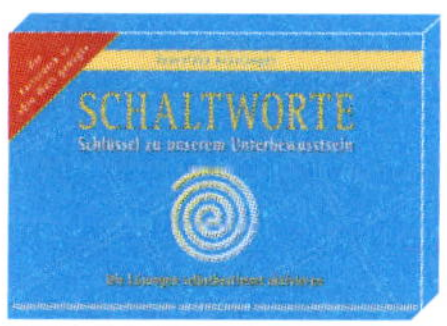

72 farbige Karten, mit
Booklet in Stülpschachtel
€ [D] 12,90
ISBN 978-3-89845-199-4

Franziska Krattinger

Schaltworte

Schlüssel zu unserem Unterbewußtsein

Sind Sie bereit für das Wunder? Sie werden sich wahrlich wundern, denn schon ein Wort genügt, um das Wunder in Gang zu setzen… Spezielle Worte können gleichsam eine magische Wirkung haben, da sie die Schlüssel zu unserem Unterbewusstsein sind. Mit einem Wort öffnet sich die Türe zum wirklichen Geschehen, mit Code-Worten öffnet sich die Tür zur Schaltzentrale Ihrer Macht.
Schalten auch Sie einfach um – und beobachten Sie die Veränderungen in Ihrem täglichen Leben… Nutzen Sie diese Chance!

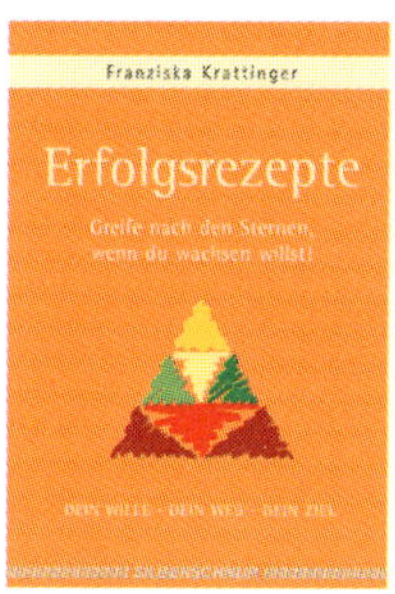

160 Seiten, broschiert
€ [D] 9,90
ISBN 978-3-89845-054-6

Franziska Krattinger

Erfolgsrezepte

Greife nach den Sternen, wenn du wachsen willst!

Menschen leben in ihren Gewohnheiten, und sie wiederholen sich ständig. Um seine Gewohnheiten, die allein aus fixiertem Denken entstehen, zu ändern, muss der Mensch zuerst auf andere Gedanken kommen. Denn andere Gedanken bringen neue Vorstellungen und neue Vorstellungen bringen neue Lebenssituationen. Die richtige Einstellung macht jeden Menschen zum Gewinner! Franziska Krattinger hilft den Menschen, auf andere Gedanken zu kommen und so ihr Leben mit wahrer Freude, tiefer Liebe und verstärktem Bewusstsein dauerhaft zu verändern um sich so den Weg durch den Alltag zu erleichtern.

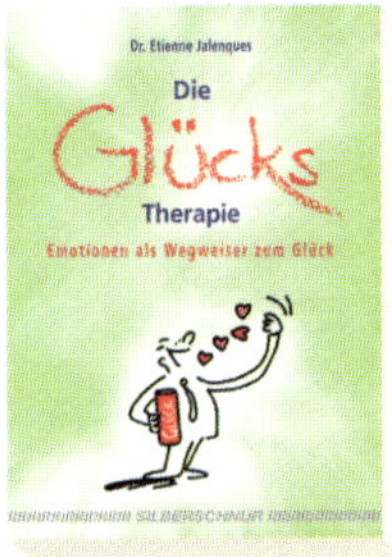

336 Seiten, broschiert
mit Klappe
€ [D] 16,90
ISBN 978-3-89845-203-8

Dr. Etienne Jalenques

Die Glückstherapie

Emotionen als Wegweiser zum Glück

Ziel: Glück. In diesem Buch: keine Wunderrezepte, sondern ein Leitfaden, um dieses „gewisse Etwas" zu entdecken, das jeden von uns belebt und es uns ermöglicht, unsere Blockaden und Hemmungen zu überwinden. – Die Glückstherapie ist die Bilanz aus mehr als 15 Jahren der praktischen Analyse des Gefühlslebens der Menschen – Erfahrungswerte, die der Mediziner und Psychiater Etienne Jalenques im Laufe seiner langjährigen erfolgreichen Praxis gesammelt hat und die Ihnen bewährte Lösungen und Methoden vorstellen, die all jene interessieren dürften, die sich tatsächlich mit Beziehungsproblemen beschäftigen wollen – um endlich zu dauerhaftem Glück zu finden…

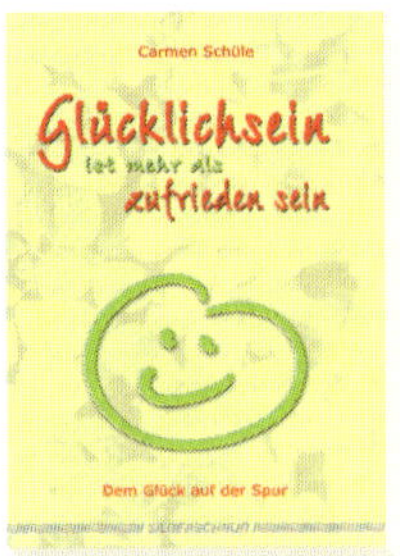

288 Seiten, broschiert mit Klappe, mit Abbildungen
€ (D) 14,90
ISBN 978-3-89845-212-0

Carmen Schüle

Glücklichsein ist mehr als zufrieden sein

Dem Glück auf der Spur

Eigentlich sind Sie bisher gut auf Ihrem Weg vorangekommen – aber irgendein Element fehlt noch zu Ihrem Glück? Nur welches? Kann es sein, dass Ihnen noch alte Prägungen oder Verhaltensweisen unbemerkt wie kleine Teufelchen immer wieder ein Bein stellen? Oder reagieren Ihre Gefühle nicht so, wie Sie sich das wünschen? Möchten Sie mehr über Ihren urpersönlichen roten Faden erfahren, damit Sie in Zukunft Ereignisse bewusster in Ihr Leben einordnen und daran wachsen können? – Lernen Sie an mehreren spannend zu lesenden Fallbeispielen die größeren Zusammenhänge des Lebens kennen – und finden Sie von Zufriedenheit endlich zu dauerhaftem Glück…

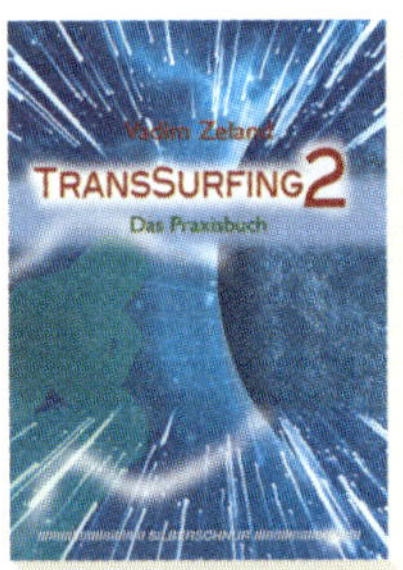

240 Seiten, broschiert
€ [D] 14,90
ISBN 978-3-89845-201-4

Vadim Zeland

Transsurfing 2

Das Praxisbuch

Unsere Wünsche und Träume gehen nicht in Erfüllung, aber dafür werden unsere schlimmsten Befürchtungen wahr. Doch könnte es nicht auch ganz anders sein? – Durchaus, und in diesem Buch werden Sie erfahren, wie das möglich ist. Transsurfing ist eine Methode zur Steuerung Ihres Lebens, indem alle falschen Beschränkungen einfach gesprengt werden. Sie lernen hier eine völlig neue Art des Denkens und Handelns kennen, durch die es tatsächlich möglich wird, das lang Ersehnte zu erhalten! – Die Umgebung eines Transsurfers verwandelt sich auf unbegreifliche Weise buchstäblich vor dessen eigenen Augen…